漫画中医 系列

趣味 中医 诊法

白 极　郭新宇　张文征　编著
北京中医药大学　张保春　主审

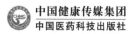

中国健康传媒集团
中国医药科技出版社

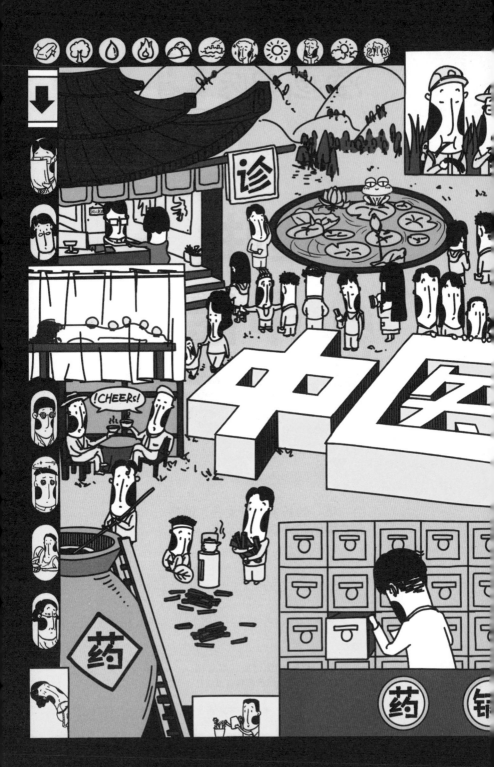

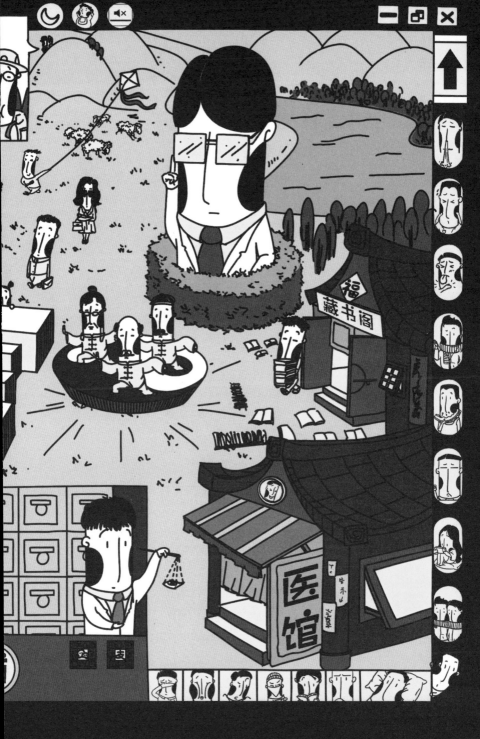

前　言

　　中医药学包含着中华民族的健康养生理念及其实践经验，是中华文明的瑰宝。在数千年的磨砺中，中医学积累了丰富的宝贵经验。从流传几千年的针灸、推拿，到拯救数百万人生命的抗疟药物青蒿素；从泳坛名将菲尔普斯在里约奥运会上，向世界展示了火罐在身上烙下的"中国印"，到 G20 峰会期间，许多外宾和记者朋友寻访中医方面的服务；从一千多年前张仲景因瘟疫流行而潜心研究医学，最终写出了我国第一部临床治疗学方面的巨著《伤寒杂病论》，到近年来中医药在治疗疾病方面取得了明显成效，无不体现了中医药的重要性。《关于促进中医药传承创新发展的意见》指出："传承创新发展中医药是新时代中国特色社会主义事业的重要内容，是中华民族伟大复兴的大事，对于坚持中西医并重、打造中医药和西医药相互补充协调发展的中国特色卫生健康发展模式，发挥中医药原创优势、推动我国生命科学实现创新突破，弘扬中华优秀传统文化、增强民族自信和文化自信，促进文明互鉴和民心相通、推动构建人类命运共同体具有重要意义。"

　　为了帮助渴望了解中医、学习中医的读者更快地迈进中医的大门，漫画中医系列对中医学知识进行了提炼，挑选出最基础、最核心和最实用的知识点，用漫画图解的形式，帮助读者快速理解和掌握。考虑到中医爱好者的实际需求，漫画中医系列从中医基础理论、中医诊断学、中药学、针灸腧穴学等方面入手，希望能从多角度帮助读者学习中医。

特别值得一提的是，漫画中医系列用幽默生动、趣味十足的漫画图解方式，简明而形象地传达出中医学的关键知识点，对于抽象的理论和易混知识点都配以表格、示意图等，为热爱中医、想探究中医奥秘的普通读者开启了一条快乐学中医的新路。同时，本丛书还特邀了北京中医药大学相关学科的教授担任主审，确保内容科学准确。希望本丛书能让更多人从"零"开始走近中医，接触中医，了解中医，感悟中医，用大众最喜爱的方式轻松学习中医，并在日常生活中指导养生保健。

当然，由于时间有限，书中内容难免有不足或欠妥之处。在此诚心恳请广大读者在阅读中及时记录并反馈给我们，以便及时对丛书进行修订完善。

编者

2021 年 8 月

目 录

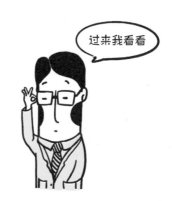

过来我看看

第二章

"察颜观色"——望诊

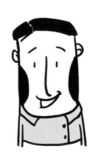

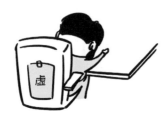

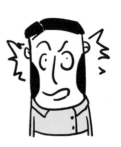

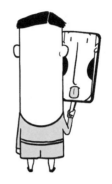

第三章

听声音和嗅气味——闻诊

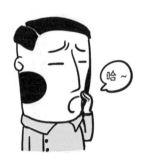

第四章
一问一答——问诊

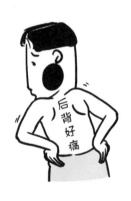

第五章

切诊的魔力——脉诊

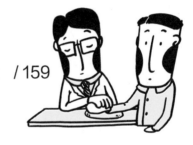

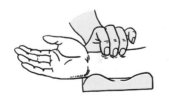

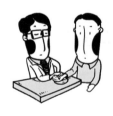

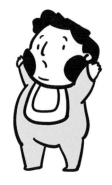

第一章 …………………

中医是如何诊断疾病的

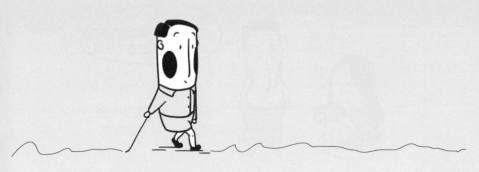

中医诊断疾病的四大方法

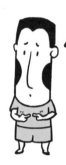

宝贝，我好像发烧了，一会可能不能陪你逛街了

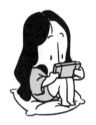

别装。

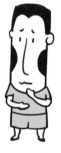

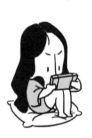

是真的啦！不信你摸摸我的头，咱俩的温度肯定不一样

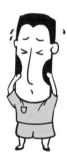

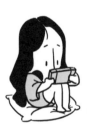

说起中医诊断，大家脑海里会不会出现"一个老头凭着三个指头加一个枕头，眯着眼睛给病人诊脉的样子"，认为中医诊病只要把把脉就了解病人的病情了。其实，中医诊断疾病时看到的不仅仅是生病的人，还要看到病人所处的环境和条件；不仅要看到病人是何处不舒服，更要观察到病人的整体状态。因为中医学非常强调人是一个整体，所以中医诊断疾病时更偏向于对病人整体状态的评价，当然，这个"整体"不仅包括人体自身内部和外部是一个统一的整体，还包括人体与自然界是一个统一的整体，这也就是中医常说的"天人合一"或"天人相应"。

古人说："望而知之谓之神，闻而知之谓之圣，问而知之谓之工，切而知之谓之巧。"望、闻、问、切分别代表了神、圣、工、巧4个境界，当然也是中医看病的4种基本诊断方法，这4种诊断方法，各有侧重，是不能相互取代的。

一、望诊

望诊是用眼睛看，通过看病人的气色和舌头，就可以对病人的整体健康状态做出一个基本的判断。

过来我看看

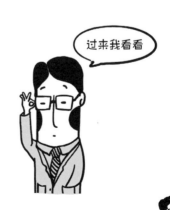

闻诊包括听声音和嗅气味。听声音是通过听病人声音的强弱高低可以大致判断出病证是寒，是热，是虚，还是实。嗅气味是通过闻病人身上发出的异常气味以及排出物的气味等，来大致判断病人的病情严重程度。

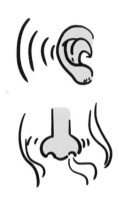

三、问诊

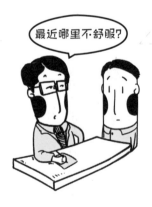

最近哪里不舒服？

问诊是比较直接地问病人疾病发生发展的经过、家族史，以及病人所处的自然地理条件和气候条件等。

四、切诊

切诊是大夫用手直接去接触按压病人的手腕部的某个部位、肌肤、胸腹、腧穴等。触按病人手腕部的某个部位，也就是大家常说的"把脉"，"把脉"是切诊的组成部分，当然也是中医诊断的一大特色。

现在很多人觉得中医的望闻问切落伍了，是不是也需要与时俱进呢？其实，中医诊断就像要挑一个西瓜，那如何判断这个西瓜甜不甜呢？

嗯？别这么看着我。我这个还行

当然最好的方法就是把西瓜切开，挖一口尝一尝；还有人提出更科学的方法，就是切一块西瓜去化验一下这块西瓜的含糖量是多少。但每个西瓜都挖一口尝尝，觉得甜才买，卖西瓜的人肯定不同意啊，何况"甜"或"不甜"也是一种主观感觉。那我们在日常生活中是怎样挑选西瓜的呢？是不是经常会首先问一下老板西瓜是哪儿产的——这就是问诊；然后我们再看一下西瓜的样子、纹理、颜色——这就是望诊；第三，我们会敲一敲、拍一拍西瓜，听一下声音，以判断西瓜成熟与否——这就是切诊和闻诊。千百年来大家都在用这种方法挑选西瓜，而且大部分人通过这种方法买到的西瓜还是可靠的。再比如，一些农民平时并不看天气预报，而是通过观察某些现象来判断第二天的天气状况，但很多时候判断得还是很准的，并总结出了很多谚语，这也是对自然的一种把握。可见，并不是所有的东西都要用实验来证明的，何况对于很多东西，目前的科学认识水平还是有限的。因此，中医通过望闻问切四诊的方法来把握人们的健康状态，不仅方便实用，而且准确可靠。

方便实用，准确可靠！

中医诊断疾病的三大基本原理

中医诊断疾病的基本原理概括起来就是"司外揣内""见微知著"和"知常达变"。可能很多人对这十二个字不是很理解，下面给大家解释一下。

一、司外揣内

"司"是掌握的意思；"外"是指人体因疾病而表现在外的症状、体征，如脸色发黄、怕冷等；"揣"是揣摩的意思；"内"是指人体内在脏腑的变化。"司外揣内"就是说通过掌握人体表现在外的症状、体征可以揣摩出人体内在脏腑的变化。《扁鹊见蔡桓公》的故事大家都熟悉，扁鹊就是通过观察蔡桓公因疾病表现在外的症状和体征来判断蔡桓公内在脏腑变化的。

二、见微知著

"见微知著"一词源自《韩非子·说林上》："圣人见微以知萌，见端以知末，故见象箸而怖，知天下不足也。""见"是看见；"微"是微小，引申为隐约的意思；"知"是知道；"著"是显著。"见微知著"就是说看见事情的苗头，就能知道它的实质和发展趋势，就如大家常说的"窥一斑而知全豹"，用在中医里，意指看到病人微小或局部的信息，就能知道病人整体或可能会发生的显著变化。比如我们有时眼睛发红，用了眼药水也不见好，其实很大可能是由内脏肝火太大引起的，所以很多中医大夫看到病人眼睛发红就会想到是不是肝火太大引起的。

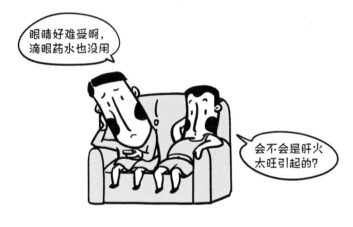

三、知常达变

"知"是知道；"常"是指人体健康的生理状态；"达"是通晓的意思；"变"是指异常的、病理的状态。"知常达变"就是通过把握人体健康的生理状态，把它作为参照标准，就可以判断出哪些是人体不正常的状态。就比如当老人觉得孩子可能发热了，就会用手去摸一下孩子的额头，再摸一下自己的额头，比较自己的温度和孩子的温度有无区别，这就是中医所讲的"知常达变"。

中医诊断疾病的三大原则

前面介绍了中医诊断疾病的四大方法和三大基本原理，但疾病的病情变化极其错综复杂，大夫要在千变万化、纷纭复杂的临床表现中，抓住疾病的本质，对病、证做出正确判断，除了要运用四大方法和三大基本原理外，还需要遵循以下三大原则。

一、整体观念

整体观念，是中医诊断时强调整体审察的认识论基础，前面也讲了，人体是一个有机的整体，内在的脏腑与体表的形体官窍之间是密切相关的，整个人体又受到社会环境和自然环境的影响。

当人体脏腑、气血阴阳协调，能适应社会、自然环境的变化时，便表现为身心健康的状态；当内外环境不能维持在一定范围内的和谐统一，便可能发生疾病。因此，人体一旦患了疾病，局部的病变可以影响全身；精神的刺激可以导致气机甚至形体的变化；脏腑的病变可以造成气血阴阳的失常和精神活动的改变等，任何疾病都是整体功能状态失调在全身或局部的反应。

比如一病人感觉没力气，除了要注意他全身没力气之外，还要注意他局部有没有特殊情况，例如有的病人身上有一些紫斑，那这两者之间就可能存在联系。又如，一病人觉得眼睛看东西时好像有个蚊子在眼前飞来飞去，同时又觉得胃也不舒服，经常觉得胀，会打嗝，西医大夫会认为眼睛有问题可能是由玻璃体浑浊导致的，要看眼科，而胃不舒服要看内科，跟眼睛没关系。但在中医看来，这些病症之间是有内在联系的，中医认为这些病症都与肝有关系，"肝开窍于目"，所以肝有问题，会表现在眼睛上；肝气不能疏泄就会影响到胃，即"肝气犯胃"，则会导致胃胀、打嗝。这就是中医所说的"整体观念"。

二、四诊合参

"四诊合参"，是指四诊并用，综合考虑所收集到的病情资料。由于疾病是一个复杂的过程，其临床表现可体现于多个方面，所以只有四诊合参，才能全面、详尽地获取诊断所需的临床资料。另外，望、闻、问、切四诊是从不同的角度了解病情和收集临床资料，各有其独特的方法与意义，不能互相取代，所以中医学强调四诊合参。

三、病证结合

在中医学中，"病"与"证"是密切相关的不同概念。

"病"是对疾病全过程的特点与变化规律所做的概括。

"证"是对疾病当前阶段的病位、病性等所做的结论。

"病"注重贯穿于整个疾病的基本病理变化，即从疾病发生、发展全过程纵向认识病情；"证"着眼于疾病某一所机体反应状态的病理变化，即从横向认识病情。

辨病和辨证对于中医诊断来说都是重要的。辨病有利于从疾病全过程、特征上认识疾病的本质，重视疾病的基本矛盾；辨证则重在从疾病当前的表现中判断病变的位置与性质，抓住当前的主要矛盾。

由于"病"与"证"对疾病本质反映的侧重面有所不同，所以中医学强调要"辨病"与"辨证"相结合，有利于对疾病本质的全面认识。

比如咳嗽，有的病人咳嗽，可能是一着急就呛咳，甚至会咳血；而有的病人咳嗽是慢性病拖了很久，一直痰很多，脾胃功能也不好，老是觉得肚子胀，大便稀。按病来说两种都是咳嗽，但第一种是因为肝火犯肺引起的，可以辨证为"肝火犯肺证"；第二种是由于脾虚生痰湿，导致痰湿蕴肺引起的，可以辨证为"脾虚湿蕴证"。

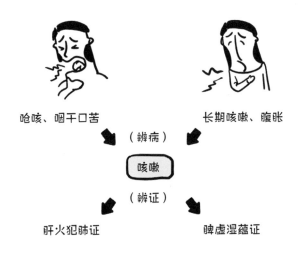

呛咳、咽干口苦　　　　　　　长期咳嗽、腹胀

（辨病）

咳嗽

（辨证）

肝火犯肺证　　　　　　　　脾虚湿蕴证

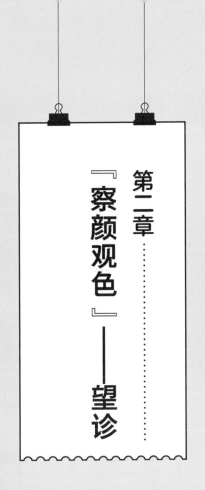

第二章 『察颜观色』——望诊

望神

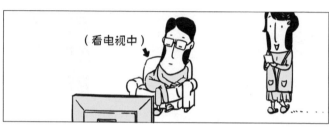

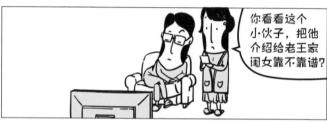

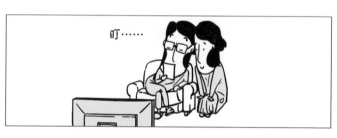

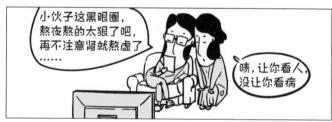

中医学认为，人体神、色、形、态、舌象、头面、五官、四肢、二阴、皮肤以及分泌物、排泄物的变化，不仅可以反映人体的整体健康状况，而且可作为了解病情，测知人体脏腑经络、气血阴阳病变的依据。

《史记·扁鹊仓公列传》记载："越人之为方也，不待切脉、望色、听声、写行，言病之所在。"汉代著名医学著作《难经》中言："望而知之谓之神。"可见，望诊作为中医诊法已有 2000 多年之久，将望诊作为中医四诊之首，对于了解人体的健康状态、判断病情、诊断病种、辨别证候有着重要的意义。

"神"，有狭义与广义之分。广义的"神"，是指整个人体生命活动的外在表现，包括精神意识、思维活动、面色、眼神、形体、动态、语言、呼吸和对外界的反应等各个方面，可以说神就是生命；狭义的"神"，是指人的精神活动，简单说狭义的"神"就是指人的精神。这两种"神"的变化，都可以提示生命活动的正常或异常，病情的轻重吉凶，因此，《黄帝内经》中说："得神者昌，失神者亡。"

望神应重点观察病人的精神、意识、面目表情、形体动作及反应能力等，尤其应该重视对病人眼神变化的观察。

一、得神

得神，又称为"有神"，有神的意义在于说明人体精充气足神旺，体格是健壮的，说明这个人多是健康的，即使是在生病期间，也提示精气未衰，病情较轻，预后较好。

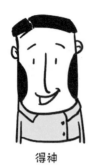

得神

得神多表现为：神志清楚，语言清晰，面色荣润含蓄，表情自然丰富；眼睛灵活，精彩明亮；反应灵敏，动作、体态自然；呼吸均匀，肌肉不削，当然也不臃肿。

二、少神

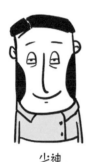

少神

少神，又称为神气不足。少神的意义在于说明人体的精气神少了一点，但也不是很严重。若是生病期间，多半预示病人气血精气亏虚，或是病后邪气虽然减退了，但正气还没有完全恢复。

少神多表现为：眼睛不是炯炯有神，没那么精彩、明亮，目光甚至有点呆滞，眼球转动不那么灵活；精神显得不太振作，精力显得不充沛，思维迟钝，少气懒言；面部气色也不太好，欠红润，甚至暗淡。

三、失神

失神，又称作"无神"。失神的意义在于说明人体精损气亏神衰，精气神已经快完全丧失了，预示病人病久、病重，预后较差。

失神又分为两类。

第一类是精亏神衰而失神，就是精气亏虚，神气衰竭。

多表现为：面色无光泽，看起来晦暗，目光浮漏，眼睛不知道活动；精神极其疲惫，或者意识模糊、神志昏迷、反应迟钝，或伴有被动体位，就是把他怎么摆着他就怎么摆着了，无气力改变体位；形体羸瘦，二便失禁。这类失神多见于久病、重病病人，由少神发展而成。

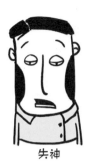

失神

第二类是邪盛神乱而失神，就是邪气太盛了，甚至昏迷而失神。邪盛神乱这种失神，是由于热闭心神、风痰闭神、痰蒙心神等而引起来的。多表现为：神昏谵语、循衣摸床、撮空理线。循衣摸床就是病人神志不清楚了以后，手在床边上、衣服上到处摸摸弄弄，不知道在干什么。撮空理线就是病人的手老是在空中抓来抓去，好像在梳理线一样。还有一些是病人突然昏倒，比如中风，多表现为两手握固、牙关紧闭、高热、抽搐、昏迷等。这类失神多见于急性重病病人，病的时间可能不长，整个体质状况还算较好，但是邪气较重。

四、假神

假神实际上是神气已经衰竭了，病情已经到了很严重的程度，在病情很危重的情况下，病人的神志突然清楚了，好像精神振作了一样。有些病人在临终前，神志清楚，把要交代的事情都说清楚，本来一点东西都不能吃，现在想吃东西了，或者想起来活动活动，面色由苍白也转为红润了，等

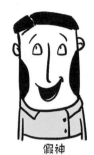
假神

等。这些其实多是一种假象，是脏腑的精气已经衰竭，正气将脱，阴不敛阳，虚阳浮越，阴阳即将离决的表现。

如何区别假神和重病好转呢？假神是局部的、突然的好转，本来已经衰竭了，但突然神志清醒过来了，与整体状况不相符合，并且出现的时间很短，回光返照不可能持续一两天，最多半天，病情就会恶化。真正的病情好转是逐渐的，原来一点东西也不想吃，现在想吃一点点了，原来病人都不讲话，神志不清楚，现在神志稍微清楚一点了，能讲一点话了，这种好转和整体状况是相一致的。

五、神志异常

神志异常也是失神的一种表现，但与精气衰竭的失神则有本质上的不同。一般包括烦躁不安，以及癫、狂、痫等。这些都是由特殊的病机和发病规律所决定的，其失神表现并不一定意味着病情很严重。

烦躁不安　是指心中烦热不安，手足燥扰不宁的症状。烦与燥不同，烦为自觉症状，如烦恼，躁为他觉症状，如躁狂、躁动等。多与心经有火有关，可见于邪热内郁、痰火扰心、阴虚火旺等证。

癫病　　　表现为淡漠寡言，闷闷不乐，精神痴呆，喃喃自语，或哭笑无常。多由痰气郁结，阻蔽神明所致；亦有神不守舍，心脾两虚者。

狂病　　　多表现为疯狂怒骂，打人毁物，妄行不休，少卧不饥，甚至登高而歌，弃衣而走。多因肝郁化火，痰火上扰神明所致。

痫病　　　表现为突然昏倒，口吐涎沫，四肢抽搐，醒后如常。多由肝风夹痰，上窜蒙蔽清窍所致，或因痰火扰心，引动肝风而致。

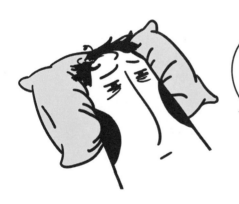

说实在的，我也控制不了自己

望色

　　望色，包括望皮肤及体表黏膜以及分泌物、排泄物的颜色和光泽。由于面部暴露在外，容易观察，而且很多经脉都分布在头面部，头面部能够反映脏腑气血，是脏腑气血的外荣，平时心情激动时面色会发红，愤怒的时候常常是面红脖子粗，所以头面部的色泽是望色的重点。

　　色有五种，赤、白、黄、青、黑。为什么有的人肤色白一些，有的人肤色黑一些？中医认为这与气血的盛衰、运行有关。患病的时候，有的病人表现为面色青，有的病人表现为面色白，有的病人表现为面色黑，这与疾病的性质以及脏腑的盛衰都有关系，五脏之气外发，所以五脏之色现于皮肤之中。颜色是五脏、内脏气血的外荣，脏腑出现病变时，当然面部就会出现异常的颜色。

　　光泽，是看色的饱和度和明亮度，主要分为两种：一种是明润，一种是枯槁，就是有光泽还是没有光泽。比如同样是黑色，有的黑的放光，有的就黯黑无泽。光泽，是脏腑精气盛衰的重要体现，它能够判断病情的轻重和预后。所以望诊时，不能只单纯地看是白色、红色，还是黑色，还要特别注意观察病人脸上有没有光泽，是明润的还是晦暗枯槁的。

　　望色时要注意辨别常色和病色。

一、常色

常色就是人体健康状态时面部皮肤的色泽，总的来说是明润有光泽的，说明精气充沛，气血津液运行正常，脏腑功能正常。即使生了点病，也说明病情较轻。常色又有主色和客色之分。

1 主色

所谓主色，是指人终生不改变的基本肤色和面色。主色也叫作正色，与禀赋有关。我们华人是黄种人，自生下来起肤色都是稍微显黄一些，红黄隐隐，明润含蓄，这就是主色。这种基本颜色是终生不变的，只是在此基础上，有些人可有略白、略黑或稍红等差异，年轻时和年老时颜色会有些许差别。

2 客色

人与自然环境相应，由于生活条件的变动，人的面色、肤色也相应变化，称为客色。客色随着年龄、季节、职业、

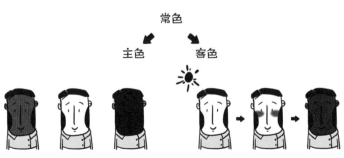

昼夜、阴晴、气候、环境，乃至情绪等的变化而有相应改变。例如，某个人本来肤色偏白，晒太阳后可能显得红一些，长期晒太阳后甚至会显得黑一点，像青藏高原、云贵高原等地方不少人的面色就是一种古铜色，但这些颜色的变化都还在正常范围之内。

二、病色

病色是指人体在患病时面部所表现出的颜色与光泽，可以认为除常色之外，其他一切反常的颜色都属于病，病色又分为善色和恶色。

1 善色

善色是虽然生病了，出现了病色，但是在病色里算好的，仍然有光泽，是明润含蓄的，也就是说还有常色的特点。善色在疾病中，多半是反映新病、轻病或阳证，这种病容易治疗，预后比较好。

2 恶色

恶色是不好的颜色，特点是晦暗、枯槁，没有光泽。凡是见到这种颜色，说明脏腑精气已衰，胃气不能够上荣，常见于久病、重病、阴证，表明此病难治，预后不好。

3 五色主病

病色有青、黄、赤、白、黑五种，分别主不同的疾病。

青色

青色可以是淡青，或者是青紫、紫暗，也可能是青黄，甚至有点带黑色，表现为青黑。青色为经脉阻滞，气血不通之象。青色主寒证、疼痛、肝病、气滞、血瘀、惊风。这些病症之所以会出现面色青，是因为寒性收引，凝滞气机，甚至寒凝血瘀，导致筋脉拘急；经脉气血不通，不通则通，所以痛证也可见青色；肝病气机失于疏泄，气滞血瘀，也常见青色；肝病血不养筋，则肝风内动，故惊风可见面色发青。

面色淡青： 面色稍微青一点，多半主寒盛、疼痛，比如说气腹痛，就是突然间肚子疼得厉害，可能是受了寒，或者是食生饮冷，寒性凝滞收引，引起了肠痉挛，出现绞痛，这时面色往往发淡青色。

面唇青紫： 如果突然见到面部、嘴唇都是青紫色，也可能是面色苍白中带有青色，且伴有肢凉、脉微，说明病情很严重，预示缺氧明显，心肌梗死病人多伴有这些表现。若久病面唇青紫，是长期慢性缺氧的表现，多半是心肺气虚、心阳虚衰的症状。

面色青黄： 是黄里面带有一点青色、黑色，或者称为苍黄，多见于肝郁脾虚证，比如肝硬化、脾脏肿大，会出现面色青黄。肝郁脾虚，脾的功能很虚了，会出现黄色，肝里面又有瘀血，所以会兼有一点紫色、青色在里面。

小儿眉间或鼻柱嘴唇周围发青： 这种情况多见于小儿惊风，可能会伴有高热、抽搐等症状。

黄色

如果黄种人不是红黄隐隐有光泽，而是淡黄色，甚至是深黄色，或者色黄而缺乏光泽，则属于病理性色黄。黄色主脾病或体内有湿，多半是由于脾虚失于运化或湿邪内蕴所致。脾不能运化，湿邪停留在里面而致脾气亏虚，脾虚失运，或湿困脾阳。

萎黄：若眼睛、巩膜并不黄，只是面色淡黄无华，看上去比较枯槁，这种情况不是黄疸，是萎黄，是脾胃气虚、气血不足的表现。因为中国人肤色本来就是黄色中隐现着红色，现在红色少了，只显黄色，并且缺乏光泽，说明里面的气血不足了，就像树叶被晒黄了一样，所以叫作萎黄。

黄胖：若面色除了黄以外，脸上还有些肿，这种黄胖，并不是健康人显得圆圆胖胖的，而是面黄虚浮，所以叫作黄胖或黄肿，多半是由气血不足、脾虚导致湿盛所致。

黄疸：判断是不是黄疸要看三个方面，就是目黄、面黄、小便黄。黄疸又分为阳黄和阴黄。阳黄是指黄的颜色很鲜明，像橘子一样，急性肝炎多见于青年人，比较容易出现阳黄。阴黄是一种晦暗如烟熏一样的黄色，并且缺乏光泽，寒湿重的病人可能会出现阴黄。

赤色

满面通红提示实热证。比如小孩子高热时就会出现满面通红。两边颧骨部位潮红，下午更明显，一般提示阴虚火旺。整个面部平常都是苍白的，并不红，到了病情严重的时候，面色反而变红了，红得像化了妆似的，这叫泛红如妆。出现这种情况往往提示病重难愈。

白色

白色为气血虚弱不能荣养机体的表现。阳气不足，气血运行无力，或耗气失血，致使气血不充，血脉空虚，均可呈现白色。若病人面色比较白，没有正常人那么红润，称为淡白；若白得很厉害，毫无血色，就变成了苍白；若面色白得反光，如镜子反折光线般，这种白而反光中医称为"㿠白"，多提示阳虚水泛。

黑色

黑为阴寒水盛之色。由于肾阳虚衰，水饮不化，气化不行，阴寒内盛，血失温养，经脉拘急，气血不畅，故见面色黧黑。若面黑而焦干，多为肾经久耗，虚火灼阴；若目眶周围色黑，多见于肾虚水泛之水饮证；若面色青黑，且剧痛者，多为寒凝瘀阻。

望形姿

一、望形体

望形体是通过审视观察病人的体质强弱、胖瘦，属于哪一种类型的体质，五体的异常，皮、肉、筋、骨、脉有什么特殊的表现等，来诊察病情的一种方法。

1 形体强弱

(体强)

即身体强壮。表现为骨骼健壮，胸廓宽厚，肌肉充实，皮肤润泽等。反映脏腑坚实，气血旺盛，抗病力强

(体弱)

即身体衰弱。表现为骨骼细小，胸廓狭窄，肌肉消瘦，皮肤干枯等。反映脏腑脆弱，气血不足，抗病力弱

2 形体胖瘦

胖而能食，肌肉结实，神旺有力

为形气有余。多属精气充足，身体健康

胖而食少，肉松皮缓，神疲乏力	为形盛气虚。多属阳气不足，多痰多湿
体瘦颧红，皮肤焦干	为形瘦阴虚。多属阴血不足，内有虚火
久病卧床不起，骨瘦如柴	为脏腑精气衰竭，气液干枯。属病危

3 体形体质

阴脏人	体形矮胖，头圆颈粗，肩宽胸厚，身体姿势多后仰	多阳虚阴盛，患病后易从阴化寒，导致寒湿内停
阳脏人	体形瘦长，头长颈细，肩窄胸平，身体姿势多前屈	多阴虚阳盛，患病后易从阳化热，导致伤津耗阴
阴阳和平之人	又称平脏人，体形介于前两者之间	阴阳平衡，气血调匀

二、望姿态

正常的姿态是舒适自然，运动自如，反应灵敏，行住坐卧各随所愿。在疾病中，由于阴阳气血的盛衰，姿态也随之出现异常变化，不同的疾病产生不同的病态。望姿态，主要是观察病人的动静姿态、异常动作及与疾病有关的体位变化。如病人睑、面、唇、指（趾）不时颤动，在外感病中，多是发痉的预兆；在内伤杂病中，多是血虚阴亏、静脉失养的表现。

动静姿态

　　《望诊遵经》中将望姿态归纳为望诊八法。望诊八法讲的是动者、强者、伸者、仰者和静者、弱者、俯者、屈者这八法。就是喜欢动还是喜欢静，动起来的力量是偏强还是没劲，喜欢趴着还是喜欢仰着，伸开来还是手脚屈起来。

1 坐的姿势

坐而仰首

　　坐着的时候，喜欢把头低着，头抬不起来，不喜欢抬头，把头靠在床上、桌子上，这是坐而仰首。可能是由气喘、呼吸困难或痰饮停肺、肺气壅滞等原因所致，多见于哮病、肺胀、气胸等病。

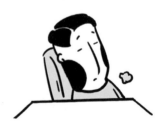

坐而喜俯

坐着的时候喜欢趴着，抬不起头来，也不想抬起头来，不愿意动，伴少气懒言。坐而喜俯，就是望诊八法所谓的静者、弱者、俯者、屈者类型，多半是因体弱气虚所致。

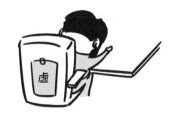

但卧不能坐

只能够躺着，不能够坐起来，坐起来就感到头晕眼花，或者不能够久坐。这有两种情况：一种是实，肝阳上亢、肝风内动、肝阳化风的表现；一种是气血虚衰，甚至是严重的失血，气随血脱。头晕眼花，血压高，肝阳上亢、气血上冲可以导致，气血亏少也可以导致，或因于实，或因于虚，都只能够卧，不能够坐。

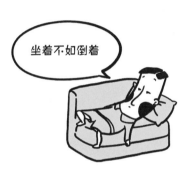

坐着不如倒着

头倾视深

坐的时候以手抱头，头前倾不能昂起，凝神熟视，眼睛也呆滞了，为精神衰惫的表现。头抬不起来了，总是低垂着，俗话叫作"倒天柱"，有些老年人，平时好像也没生什么病，但是发现一坐着的时候，头就抬不起来，总是不自觉地低垂着，自己也没

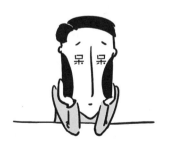

呆 呆

有觉察，这是不好的现象。如果在头倾基础上再加上视深，眼睛看东西也痴呆了，眼睛转动不灵，这是精神衰惫、精神将夺的一种状态。

2 睡觉的姿势

面里静卧

卧时面常向里，喜欢蜷卧，厚被覆盖，或者身体沉重不能够转侧。这是望诊八法里面的静、弱、俯、屈类情况，属于阴证、寒证、虚证。

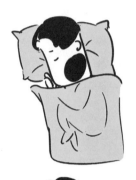

仰卧喜动

卧时面常向外，喜欢动，喜欢向外，喜欢仰着，喜欢手脚伸开，甚至躁动不安，掀去衣被。多半是阳证、热证、实证。

咳逆倚息不能卧

只能坐着，或处于半坐卧位，躺下去就气逆，咳嗽气喘、呼吸困难，不能卧只能坐，与坐而仰首类似。多半是肺气壅塞、心阳不足、水气凌心。

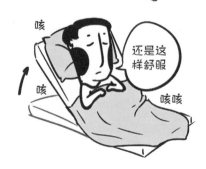

咳

还是这样舒服

咳

咳咳

3 立姿行势

站立不稳

好像喝醉酒了一样站立不稳，多是肝风内动或者是脑有病变。

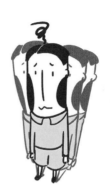

不能久站

站一下，不行了，站不了，要坐下来。多半是气血虚衰。骨为髓之府，不能久立，不能走远，甚至一走动腿就发颤、肢体振摇，是骨将衰惫的表现。

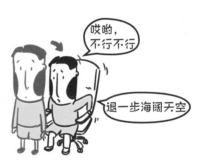

哎哟，不行不行

退一步海阔天空

手护腹、腰

站着、坐着或者是走的时候，喜欢用手护着腹部，多半是腹部疼痛，有疼痛才护着。喜欢用手护着腰部，多半是腰痛。

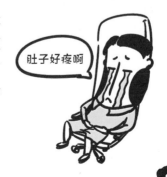

肚子好疼啊

闭目扪心 喜欢用手按着胸口、心脏这个地方，多半是怔忡、心悸之类的痛苦。

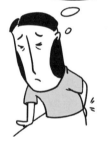

弯腰曲背 以手护腰，行走艰难，不能弯腰，弯腰曲背，多半是腰腿痛。坐骨神经痛、腰肌劳损、腰椎骨质增生等常有这种表现。"腰为肾之府"，腰部不能转动，经常腰膝酸软疼痛，是肾气虚衰的表现。

背屈肩随 背为心肺之所在，后背弯曲、两肩下垂，是心肺的功能不好，心肺宗气将衰惫的一种表现。

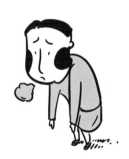

异常动作

1 震颤

口唇、眼睑、手指颤动，或者头摇动，是动风的表现。有种老年震颤麻痹的病，年纪大了一点以后写字、拿东西、活动一下，手脚就抖动，身体震颤，多半是肝阳化风、肝风内动的表现。

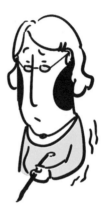

2 抽搐

颈项强直、角弓反张，两目上视，这都是抽搐的表现。角弓反张就是颈项强直，向后仰着像反张着的弓。小儿高热可见抽搐。

3 卒然昏倒

突然跌倒，不省人事，口眼歪斜，半身不遂，跌倒以后，口眼歪到一边，行走时一边肢体不能动，半身不遂就是半边身体不能随意运动，这是中风的一种表现。中风以后，处于恢复期，仍然口不能言，半身不遂，称为喑痱。卒然昏倒，神志昏迷，口吐涎沫，四肢抽搐，醒后如常，多半是痫病。

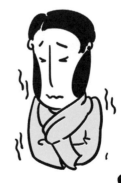

4 颤抖

身体抖动，并且自感很冷，恶寒颤

抖，称为寒战。寒战常见于疟疾；严重的外感表实寒证也可见寒战，寒邪较盛时可以出现恶寒，甚至寒战；病重、邪正剧争时，也会出现寒战。

5 肢体痿软

肢体软弱无力，甚至肌肉也萎缩，行动不便，不能站立、行走，多属痿病。

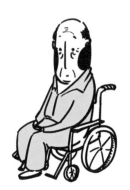

6 关节拘急

关节屈伸不利，多属痹病。痹，就是以关节等部位疼痛、活动不利为主要表现。

7 小儿多动

小儿喜欢手足扭曲、屈伸，挤眉眨眼、努嘴扭鼻，不停地动，这可能是小儿多动症、舞蹈病。

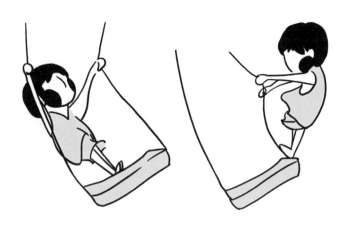

望头面五官及躯体

一、望头面

望头颅

头形的大小、异常和畸形，头的异常变化，主要见于婴幼儿时期的病理变化。成人以后，头的骨质一融合就不会变了，头的形状就固定了，因此头颅的异常多半出现在发育期的婴幼儿，这个时候长得好就好，这个时候有病就形成了头颅发育异常。所以望头颅主要是针对婴幼儿。

头大 比正常小儿的头要大一些，特别是头顶部分显得大，面部相对显得小。这种头大，是一种均匀性的增大，并不是某一个局部突出来了。颅缝开裂实际上是颅骨没有闭合，头大就显得面部稍微小一点，这种情况的婴幼儿往往智力低下，是头里面有水液停聚，是因肾精亏虚而致水液内停，如西医讲的脑水肿，可能出现头大。

头小 头和面的比例相对来说面部显得大一些，头显得尖、小。头顶较尖圆，头颅狭小，颅缝早早地就闭合住了，脑子再也长不大了，发育不良，也会导致智力低下。头为精明之府，内藏脑髓，肾藏精，生髓，髓注于脑，头小是肾精不足的表现。

方颅

头是方的，额部的左右突出，头顶平坦，颅呈方形，不是圆形，面部很狭小，这就是方颅。方颅除了与先天肾精亏虚有关外，也可能与脾胃虚弱有关系。小儿佝偻病或者是先天性的梅毒可以出现这种症状。

望囟门

望囟门，仍然是望婴幼儿的囟门，成年人的囟门早就闭合了。囟门是婴幼儿颅骨结合不紧所形成的一个骨间隙。颅骨有几块，还没有完全融合在一起的时候，中间形成了间隙，这个间隙就形成了囟门。囟门有前囟和后囟的区别，前囟就是在前面形成了一个空隙，后囟就是在后面形成了一个空隙。前面这个囟门正常应在 18 个月以内闭合。前面的囟门成菱形，外面也不容易看到，要用手去摸一摸，可以摸到有一个空隙，就像两个手指之间有一条缝一样的，它上面有头皮盖住，头皮上面还长了头发，所以一般望得不是很清楚，要结合按诊、触诊，前囟大约呈一个菱形。后囟呈三角形，在枕骨粗隆这个地方，后囟也是被头发遮盖住了，看不清，用手可以摸到，后囟一般在 3 个月左右就闭合了，如果到了 8 个月后囟还没有闭合，那就是囟门迟闭了。囟门闭合出现异常表现，有以下几种。

囟填

囟门凸出来一些，这种情况叫作囟填。这是里面有水液停蓄，或者痰火上攻，高热、脑水肿，颅内压增高导致的。

颅骨还没有闭合，所以从囟门这个地方突起来了，出现了囟填。

囟陷

囟陷就是囟门这个地方看上去、摸上去低下去一点。是因为脱水了，津液不足，气血亏虚，没有充填或充填不足导致的，所以多半是津液和气血不足的表现。为什么会津液气血不足呢？小孩很容易出现呕吐、泄泻，或者发热，没有及时地补充液体，水分少了，津液不足了，因此囟门凹下去了，和眼睛凹进去一样，一个呕吐、泄泻或高热的病人，如果水分没有得到补充，眼睛很快就凹进去了，眼球显得很大，眼窝就凹进去了，囟门没有闭合，里面的压力低，也同样可以凹进去，就出现了囟陷。

囟门迟闭

该闭合的时候还没有闭合，后囟是2~4个月就要闭合，前囟是1岁到1岁半之内要闭合。闭合得太早就变成头小了，影响生长发育。囟门迟闭就是该闭合了还没有闭合，小孩子到了半岁后囟还存在，摸上去后囟这个地方还有一个窟窿，到了2岁前囟还可以摸到有缝隙，那是囟门迟闭了。囟门迟闭又叫作解颅，是肾气不足，发育不良的表现。

发黄

肾之华在发，发为血之余，亚洲人，一般来说是黑头发，现在头发黄了，可能是精血不足的表现。当然俄罗斯或者其他地方有金发女郎，或者是混血儿，本身就是黄头发，就不是精血不足的表现了。

头发结穗

头发像稻穗、麦穗一样，枯黄无泽，不单纯是色黄或白。结穗，形发生了改变，枯黄，头发像竖立起来了一样，枯黄、竖立、结穗，像稻穗、麦穗一样，枯燥无泽，多半见于小儿疳积，营养不良。

发白

发白多见于老年人，年龄大了以后，头发变白是正常自然现象，但青年白发，一般与遗传有关，多是先天禀赋所致。如果不属于先天禀赋，则多半是由于肾虚和劳神伤血所致，劳神能够暗耗心血，特别是脑力劳动的人容易劳伤心血，血液不足易出现发白。

脱发

头发脱落多见于老年人，中医认为与肾虚、精血不足有关。有一种特殊的脱发，叫作斑秃，这不是一般的脱发、秃顶，而是头发一块块、一片片地脱掉，脱掉了的地方比较光滑，这是斑秃，一般认为是血虚受风所致。青壮年头发稀疏易落，可能是血热化燥，也可能是肾虚，还得结合全身情况，根据全身的表现再做诊断。

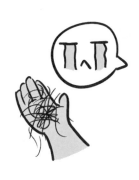

望面部

望面部，就是望颜面部。望面部的颜色，前面已经讲过了，因此这里重点是讲望面部形态。

1 面形异常

面肿

脸上水肿明显，用手指按下去有凹陷、窟窿。要与肥胖的人的面部鉴别，肥胖的人面部显得比较圆、比较饱满，好像有点肿，那是痰湿，不叫面肿、脸肿。面肿常见于水肿，又分为阳水、阴水。面肿，嘴唇或者脸部发紫暗色，是水气凌心、缺氧的表现，肿又缺氧，说明病人除了水液停积以外，心脏的功能也不行，所以可能是水气凌心。单纯的面肿、面色㿠白，是由于皮肤里面的水分比较多，胀起来了。

腮肿 　　腮肿就是耳朵的前下方，围着耳垂这个地方出现肿胀。腮部突然出现红肿、疼痛，伴发热，常见于小孩子，多半是痄腮，有传染性。除了痄腮以外，还可见于发颐和腮痈，发颐和腮痈都是发生在耳朵前下方这个地方的疾病。发颐也叫作颐发，就是急、慢性的腮腺炎，化脓的叫作腮痈。如果腮这个地方肿而不红，可能这个地方有肿瘤，肿得很高，多是腮腺肿瘤。

面削颧耸 　　面削颧耸也叫面脱，就是面部肌肉完全脱掉了，极其消瘦，颧骨突得很高，不是生理性的颧骨长得比较高，是生病以后出现了这种情况。面削，是指面部的肌肉很消瘦，两颐腮部凹进去很深，两个颧骨突起来很明显。多是气血虚衰，脏腑精气不足的表现，多因慢性病消耗过多，肌肉已经消脱了，使颧骨突得很高，表现出面削颧耸。

口眼歪斜 　　口眼歪斜是指口、眼睛都歪到一边去了。单纯的、突发的，只有口眼歪斜，称为口僻。口、眼睛突然歪到一边去了，中医认为是风邪中了口、眼歪斜反向的经络。平常两边的拉力平衡，因此不会歪斜，现在把口、眼拉到另一边去了，所以是口、眼歪向的另一边中邪了、麻痹了，如果口、眼是歪向右边，那么麻痹、风邪所中是在左边。

2 特殊面容

惊恐貌

病人的面部，看上去是种很惊恐、害怕的表情。惊恐貌，多见于惊风、客忤。客忤是小儿病，小孩子见了生人、异物，受到惊吓以后，出现晚上哭、闹，有的孩子甚至出现低热、烦躁不宁，容易惊恐，这种情况就叫作客忤。如果听到声音、看到光线，见到或听到水的声音，就出现抽筋、眼睛睁得很大、很紧张这种情况，多提示狂犬病、破伤风。

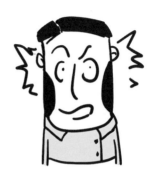

苦笑貌

脸上看上去好像一种苦笑的面容，实际上是面部肌肉在痉挛，常见于破伤风。

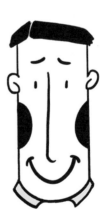

五官也是在头面，因为望五官的内容比较多，所以单独讲。

望目

望神的时候，重点是望目，因为目能够反映神的情况，目为心之使，五脏六腑之精气皆上注于目。眼科疾病，当然要详细地检查眼睛。其他科的疾病，也不能说就不看眼睛，看了眼睛以后，对其他疾病的诊断也有帮助。中医五官科里面有一个五轮学说，把眼睛分属于五脏：大眦和小眦，就是大眼角和小眼角，称为血轮，因为里面有一些小的血管、血络，所以归属于心，心主血，所以叫血轮；白睛称为气轮，白睛的颜色是白色，在五行里面，白属于金，所以白睛属肺，肺主气，故为气轮；黑睛称为风轮，属于肝；瞳仁称为水轮，瞳神也叫瞳仁，瞳仁可以缩小、可以放大，随着光线的不同，可以调节，就像照相机的光圈一样，可以调节，瞳仁属于肾，肾主水，所以叫水轮；还有上、下眼睑，睑，称为肉轮，因为眼睑属于皮肉组织，所以把它归属于脾。五轮学说把眼睛分属于五脏，通过望眼睛就可以看出心、肝、脾、肺、肾的情况，因此属于见微知著的表现。五轮学说是根据《灵枢·大惑论》得来的，《灵枢·大惑论》曰："精之窠为眼，骨之精为瞳子。"实际上讲的就是五轮。

1 目神

望眼睛最重要的是望眼神,"人之神气,栖于两目""凡病虽剧,而两眼有神,顾盼灵活者吉"。眼睛里面有光彩、明润,运动灵

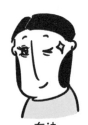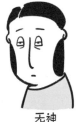

有神 **无神**

活,反应灵敏,是目有神的表现。如果眼睛不知道眨了、不知道动了,眼球固定了,或者用手电光去照射的时候,瞳神也不知道缩小、不知道放大了,瞳神没有反应了,这是无神的表现。所以望神,重点要看眼睛是不是有光彩、明润,运动是不是灵活,反应是不是灵敏,这是望目神最重要的方面,也是望全身之神最重要的方面。

2 目色

目色就是指目的颜色。《灵枢·论疾诊尺》曰:"目赤色者病在心、白在肺、青在肝、黄在脾、黑在肾。"这实际上还是五轮学说的原理。

目眦肿病

内眦、外眦,甚至包括白睛、眼睑都充血、血肿,多属于实热证,是实火。

白睛发黄

白睛发黄是黄疸具有诊断价值的症状。

目眦淡白

正常情况下，内眦和外眦看上去带点红色。如果仔细看目眦的小血络，血管不明显、不充盈，显白色，眼睑淡白，这是血虚的表现。

睑黑晦暗

也就是眼睛周围发黑，这是肾虚的一种表现。

黑睛灰白、浑浊

如果黑睛上面出现了灰白色的翳膜、斑块，这属于翳病；如果黑睛浑浊，变成像个白色的玻璃球一样，多是白内障。

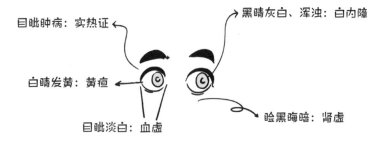

目眦肿痛：实热证

黑睛灰白、浑浊：白内障

白睛发黄：黄疸

目眦淡白：血虚

睑黑晦暗：肾虚

3 目形

眼睑浮肿

眼睑肿得厉害时眼睛都眯着、睁不开，挤压时会出现凹窝，皮色不红，这是水肿。

眼眶凹陷

眼眶如果出现凹陷，多提示津液亏虚。呕吐腹泻、高热，尤其是呕泻最易伤津，以及气血虚衰，精气、津血不足，都可以出现眼眶凹陷。

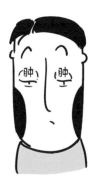

眼球突出

如果眼球突出，并且有长期、严重的咳嗽气喘，常见于肺胀（西医称肺气肿）病人。如果颈前有肿块，而眼睛突出，呈惊恐貌，常见于瘿气（西医称甲状腺功能亢进症）病人。

针眼

眼睑红肿，起结节，围着眼的睫毛，起一个红肿结节，其他的地方不肿，如麦粒一样，叫作针眼。一般提示火热之邪侵袭机体。

眼丹

眼睑漫肿、红肿较甚，是眼丹，多由火热毒邪所致。

4 目态

就是看眼睛的活动情况，特别要注意看瞳孔，正常人两个瞳孔是等大的，在正常的光线之下，一般是3~4mm，对光的反应非常灵敏，眼球运动很灵活，这是正常的眼态。所以望目态，一方面要看整个眼球运动是不是灵活，另外一方面就要看瞳孔反应是不是灵敏，用手电筒照一照，看瞳孔大小有无变化，或者两边的瞳孔是不是一般大，这就是观察目态。

瞳孔缩小

如果瞳孔缩小，有的甚至小得像针尖一样，多半是中毒了，毒蘑菇、有机磷、农药、川乌、草乌等中毒以后，常出现瞳孔缩小。

瞳孔散大

瞳孔散大，甚至占住了所有的黑睛。如果是一侧瞳孔散大，另外一边不散大，那与半身不遂、口眼歪斜是一个意思。如果有病一边的瞳孔散大，而另一边的瞳孔正常，说明是一边的脑子里面有问题，脑中风、颅脑外伤、脑子里面出血、颅骨损伤、脑挫伤，或者是脑子一边长瘤子，都有可能出现一边瞳孔散大。除此之外，杏仁中毒、濒死状态、极度兴奋、极度恐惧、极度疼痛等，也可以出现瞳孔散大。

目睛凝视

目睛凝视是指眼球不能转动，眼睛看东西定住了，不会左右、上下转动，多是肝风、神志不清楚的表现。

昏睡露睛

昏睡露睛常见于小孩子，昏昏欲睡，睡着了眼睛还睁着。一种认为属于习惯性，小孩的眨眼神经闭合功能还不太好。如果小儿处于疾病过程中，出现了昏睡露睛，一般认为是脾胃虚弱，或者是吐泻伤津，多是虚证或厥病类的病证。

眼睑下垂

眼睑下垂又叫作睑废，就是上眼睑不能往上抬起来。可因先天不足、脾肾亏虚引起。

望耳

望耳朵比较简单，耳朵不能动，因此没有耳态。耳为肾的开窍，宗脉之所聚，少阳胆经所过的地方。一般要观察耳朵的形状和色泽，正常的耳朵，耳廓比较肥厚，明润、光泽，有神，说明气血充足，肾气充沛。耳朵像一个倒置的胎儿，耳朵上面有整个人体全身各个脏腑和机体的反应点，如果耳朵的某些部位有出血、丘疹、水疱等病理改变，可以望得出来。

1 耳的色泽

耳朵颜色白，称耳廓淡白，是气血亏虚的表现。整个耳朵红肿，称耳廓红肿，是肝胆湿热的表现，多由于肝胆的经络行于耳廓，热毒上攻所致。耳朵变青、变黑，称耳廓青黑，是阴寒内盛或剧痛的表现。耳廓干枯焦黑，没有光泽，是肾精亏虚的表现。耳朵的背后出现了小的红色血络，而耳根又发凉，是麻疹的先兆。

2 耳的形状

耳的形状，常人是耳廓厚大，耳朵比较肥厚，说明肾气充足。耳廓瘦薄，又瘦又小而薄，多是肾气不足的表现。耳廓肿大，是邪气充盛的表现。耳廓干枯萎缩，甚至像烟熏的腊肉一样，灰暗，没有光泽，干枯萎缩，是肾精亏虚、肾气耗竭的表现，说明已经虚到极点了。耳轮皮肤甲错，成鱼鳞状，多是血瘀的表现。

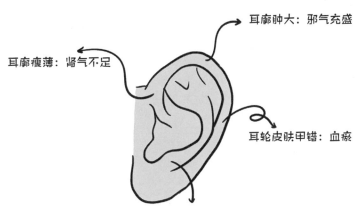

耳廓肿大：邪气充盛

耳廓瘦薄：肾气不足

耳轮皮肤甲错：血瘀

耳廓干枯萎缩：肾气耗竭

3 耳内病变

脓从耳孔里面流出来了，称为耳内流脓，多提示耳内有感染。耳道里面长了一个小的肉团，不是长在耳廓上面，叫作耳痔。耳道局部出现红肿疼痛，叫作耳疖，多为感染病毒、湿热、邪毒、热毒所致。

望鼻

鼻子这个地方称为明堂，鼻是肺的开窍。鼻在中间，脾在五脏的中间，所以鼻子属脾，六腑夹在两边。

1 鼻的色泽

常人的鼻是红黄隐隐，含蓄明润。

（1）鼻头色赤：鼻子发红，多因肺脾蕴热，肺火上炎，通过呼吸熏灼到鼻子，鼻子里面就会感到有一股热气、一种烧灼感。

（2）鼻头色青：多提示阴寒腹痛，痛得严重的时候甚至可以出现死亡。

（3）鼻头色微黑：鼻头颜色稍微有一点黑，多是肾虚寒水内停的表现。

（4）鼻头晦暗枯槁：多是气血精气亏虚，脾胃虚寒的表现。

2 鼻的形状

（1）鼻头红肿生疮：可能是鼻生疔疖，多由胃热、血热所致。

（2）酒渣鼻：鼻头红色粉刺样，甚至鼻头周围、鼻翼都出现红肿，摸上去高低不平，这是酒渣鼻。多由湿热、瘀血、热毒蕴结所致。

（3）鼻柱溃陷：鼻梁塌掉了、溃塌下去了，常因外伤所致。

（4）鼻翼扇动：比较常见，鼻翼随着呼吸一张一合，吸气时鼻翼塌进去，呼气时又张开。多为肺热，小儿肺热炽盛，或者是哮病，哮病发作时，喉咙里面发出一种水鸡声，随着呼吸也可出现鼻翼扇动。如果鼻扇气喘，冷汗淋漓，张口呼吸、点头呼吸，鼻翼扇动，是呼吸衰竭、气脱亡阳的表现。

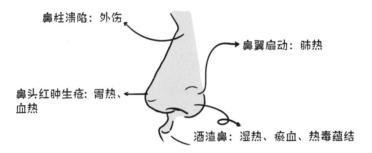

鼻柱溃陷：外伤
鼻翼扇动：肺热
鼻头红肿生疮：胃热、血热
酒渣鼻：湿热、瘀血、热毒蕴结

3 鼻内病变

（1）鼻燥如烟煤：鼻子、鼻腔里面很干燥，像烧煤的烟囱一样。多半是高热，热毒很盛，热毒炽盛的一种表现。

（2）鼻流清涕：突然鼻流清涕，不是长期流清涕，多因感冒引起。

（3）鼻流脓涕：如果长期流涕，流出来的鼻涕甚至还有腥臭气，多是鼻渊的表现。

（4）鼻衄：就是鼻腔出血，常见原因很多，肺热、外伤、脾不统血等，都可导致。

（5）鼻痔：就是鼻子里面赘生柔软、半透明的光滑小肉，也称鼻息肉。

望口与唇

1 望口

口角流涎

正常小儿会流涎，若流涎太多则多是脾虚湿盛所致。如果成人口角流涎，多半与中风、口僻有关系，口僻就是突发的口眼歪斜。

口疮

口疮指唇内和口腔内出现白色溃疡，口腔黏膜上出现溃疡，周围有红晕，局部灼热疼痛。

口糜

口糜指口腔黏膜糜烂成片，口气臭秽。

鹅口疮

鹅口疮就是小儿的口腔、舌头上面出现一种白屑，古人观察到鹅的口腔是白色的，所以称为鹅口疮。

口张

口张开，不闭合，像鱼的口一样张开，状如鱼口，呼吸微弱，只有气出来没有气进去，这是一种虚弱的表现。口张、目合、手撒、遗尿，口张开，眼睛闭着，手指伸开，大小便也失禁了，呼吸微弱，是病危的一种表现。

口噤

口噤也叫作牙关紧闭，就是口闭着，甚至牙关也不能打开，要用压舌板、钳子之类的东西，把口、牙关撬开。口噤多见于中风、肝病、惊风、破伤风、马钱子中毒，邪毒已经影响到了心神，所以出现口噤。

口撮

口撮指上下嘴唇紧紧地聚合在一起，是惊风、破伤风、脐风、动风的表现。

口动

口动指病人口不断地频繁地开合，甚至口角在抽动、在掣动，是痉挛、动风或脾胃气虚的一种表现。

口歪

口歪就是口歪到一边，如果伴有全身的病变，那是中风；如果只有口眼歪斜，就叫口僻。

2 察唇

察唇，就是观察口唇的变化。正常的口唇，微红而润泽，但要注意就诊时不要涂口红。

唇的色泽

深红而肿：是热极、热盛的表现。

口唇樱红：口唇像樱桃颜色，多提示煤气中毒。

口唇淡白：这是最常见的，口唇淡白是血虚的表现。

口唇青紫：口唇呈青紫色，这是缺氧或阳气虚衰、血行郁滞的表现。

口唇青黑：比青紫还要严重，很暗，带黑色，整个面部、口唇都带青黑色，是寒极、痛极，或心阳虚衰、阳气虚衰的表现，青紫和青黑只是程度上的差别，寒极可以导致血瘀，痛极也可以出现血瘀的表现，二者只是程度上的差别，一个稍微有点带紫色，一个甚至呈黑色了，都提示为阳衰寒极、疼痛之类的病症。

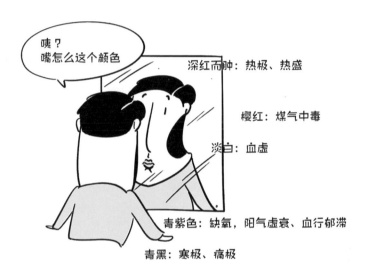

口唇干裂：多是津液亏虚的表现。

口唇糜烂：是脾胃有热的表现。若唇内出现溃烂，色淡红，则是阴虚火旺，虚火上炎的表现。

口唇上面生疮：有一种叫作疔疮。疔疮，麻木疼痛比较严重，根据部位的不同，生在口角的，叫作锁口疔，口不能张开，痛得很厉害，红肿特别明显；如果生在上唇的人中部，叫作人中疔。

"唇反人中满"：口唇翻过来了，上唇这个地方收缩了，看不到人中沟，是脾气将绝的一种表现。

望齿与龈

"齿为肾之余，龈为胃之络，热邪不燥胃津，必耗肾液"。温热之邪，可以损伤胃的津液和肾的阴液，所以看牙齿和牙龈也很重要。

1 察牙齿

正常人的牙齿是洁白、润泽而坚固的，说明肾气充足、津液没有损伤，有牙釉在上面，有一种光泽。望牙齿主要是看牙齿上面有没有津液，枯燥还是不枯燥，以此说明胃肾津液的盈亏。

牙齿干燥如石，甚至像枯石、枯骨，多提示胃和肾的阴液受到了损伤。如果牙齿枯黄脱落，牙齿干燥成黄色、脱落，是久病骨绝的一种表现。如果齿焦而有垢，牙齿虽然干燥、干焦，但是上面仍然有齿垢存在，说明虽然有热邪，但胃肾气阴还没有完全耗竭。如果齿燥而无齿垢，则是气阴已经耗竭的表现。

2 望牙龈

正常人的牙龈，是淡红而润泽，说明胃气、气血充足。

牙龈淡白

提示血虚。

牙龈红肿、疼痛

多是胃火炽盛的表现。

齿衄

齿衄就是牙龈出血，比较常见，牙齿经常出血，有的是刷牙的时候，一刷牙就把小血管捅破了，要么是夜晚睡觉以后有一些血液渗出来，一刷牙就有出血的现象，叫作齿衄。

牙龈萎缩

龈肉萎缩，牙齿松动，牙根暴露，多是肾气亏虚的表现。也有火毒引起的，红肿疼痛，不但牙齿脱落，而且整个牙关节、下颌骨都坏死，叫作牙疳、走马牙疳。

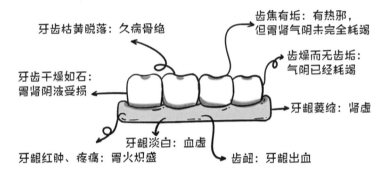

牙齿枯黄脱落：久病骨绝

齿焦有垢：有热邪，但胃肾气阴未完全耗竭

齿燥而无齿垢：气阴已经耗竭

牙齿干燥如石：胃肾阴液受损

牙龈萎缩：肾虚

牙龈淡白：血虚

牙龈红肿、疼痛：胃火炽盛

齿衄：牙龈出血

望咽喉

咽通到食道，与消化系统相关；喉通到气道、气管，与呼吸系统相关。咽通于胃，是饮食之道；喉连气道属肺，是呼吸之道。咽喉是要塞之地，除了与呼吸（肺）和消化（脾胃）关系密切外，还与肾有关。

1 咽喉色泽

看咽喉的时候，要看咽喉的颜色。健康人的咽喉是淡红润泽，不红不肿，呼吸通畅，发音正常，食物吞咽顺利，没有阻碍，没有感到有什么特殊的不适。

如果咽喉深红肿痛，一般是实热证。小孩子经常说自己喉咙痛、咽喉痛，有的成人一感冒就咽喉疼痛，咽喉部是一道关卡，能够阻挡邪气，所以外邪入侵，经常会出现咽喉痛。如果是咽喉嫩红、肿痛不明显，红，但并不是深红色，而是红得比较嫩一点，充血不是那么明显，肿也没有那么明显，肿痛轻一点，可能时间比较久，反复发作，多半是阴虚的表现。

2 咽喉形状

乳蛾

喉核红肿肥大，喉核就是扁桃体，喉核明显红肿，像蛾子，或者像乳头一样，这种病叫作乳蛾，这是以形状来命名的。一感冒就容易出现喉核、扁桃体红肿疼痛，如果长期不愈，乳蛾可能变成石蛾，就是喉核长期肿大。

喉痈

喉痈是指咽喉红肿高突，剧痛，吞咽困难，伴有恶寒发热之类的全身症状。喉痈与乳蛾不同，凡是提到痈就是有化脓。

溃烂

若咽喉部出现的溃烂分散、比较表浅，则说明肺胃之热比较轻；如果是成片的，则说明肺胃之热比较重；如果溃烂以后颜色淡，不那么红，说明已经虚了，是虚证。

伪膜

有时在咽喉上覆盖了一层黄色或白色的膜，叫作假膜，也叫伪膜。伪膜有两种情况：如果伪膜比较松而厚，用个棉签一擦就把膜擦掉了，擦掉了以后，也不出血，说明病比较轻，是肺胃有热，但热不太重，就是前面讲的乳蛾、喉痈那一类病变。如果伪膜坚韧，不容易拭去，重剥则出血，很快又生长了，要擦也擦不掉，一般是白喉，白喉这种病现在不常见。

三、望躯体

望躯体就是望颈项、胸腹、腰背这些地方。

望颈项

1 外形

颈项部两边是对称的，气管居于中间，没有肿块，没有异物，血管应该不很明显，这是正常的。如果血管很粗，看得见搏动；颈部长了肿瘤，两边不对称，气管偏向一侧，都是不正常的，皆属于病变。常见的有瘰疬、颈瘘、颈痈、项痈、气管偏移等。

2 动态

正常人脖子是可以转动的，前、后、左、右、旋转，可以做几个方位的活动。常见的病态有以下几种。

项强

项强是指脖子这个地方不舒服，有点僵硬，活动不灵活，甚至有一点痛。有些老年人，长期感到脖子活动不舒服，不太容易转动，而且不能乱动，一活动就头晕，或者头项部疼痛，这种情况常见的病叫项痹，可能是颈椎骨质增生。项痹是经气不利，有的是由于阳亢阴虚，有的可能是因血压高，也有的是因供血不足。除了老年人骨质增生、感冒、高热这些情况可以出现项强外，还有一种常见的病叫作落枕，就是晚上睡觉的时候脖子没有放好，或者外露出来受了风寒之邪，起床后脖子不能动，呈牵扯痉挛状态，一动就疼痛，这是因睡姿不当引起的。

项软

项软是指脖子软不耷拉的，抬不起头来，特别是小孩子，缺乏营养容易出现"五软"，就是头软、脖子软、手软、脚软、口软，所以项软经常见于小孩子的佝偻病。望形体的时候讲过"头倾视深，精神将夺矣"，有些老年人，一坐下来，脖子就软下去了，头就抬不起来，老是低着头，这是精气衰竭的表现。

颈脉搏动

颈动脉就是人迎穴，一般摸的时候才能感觉到在跳动。有的人在愤怒、肝火上炎的时候可以看到颈动脉搏动。肝阳上亢时，经常说面红脖子粗，可以看到颈动脉在那里跳动，所以颈脉搏动，多半是肝阳上亢的表现。

颈脉怒张

颈脉怒张多由心血瘀阻、肺气壅塞、心肾阳虚、水气凌心所致，就是心肺功能不好，血液回流受到阻碍，血液不能及时流到心脏，都淤积在头颈部，从而出现颈脉怒张。

望舌

说到舌，大家会不会想到曾经热播的纪录片——《舌尖上的中国》呢？这是一部讲美食的纪录片，中国饮食素有"味"是灵魂之说，而"味"则主要由"舌"来感知，可见，舌头是我们日常生活中使用频率很高的一个器官，但你真的了解你的舌头吗？

你有没有对着镜子观察过，你的舌头平时是什么颜色？上火的时候舌头的颜色有没有发生什么变化？你有没有发现，你的舌头上有时会铺上一层黄黄的颜色呢……

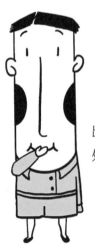

啊哦

其实，舌头上藏着许多小秘密，而这些小秘密更是身体给我们发出的一个信号，哪里不舒服了在舌头相应处都会有所显示。

一、舌头与五脏的关系

中医一般将整个舌体分为 4 个部位：舌尖、舌中、舌根和舌边。

这几个分区还对应着我们的五脏，一般说来，舌尖对应心、肺，舌中对应脾、胃，舌根对应肾，舌两边则对应肝、胆。

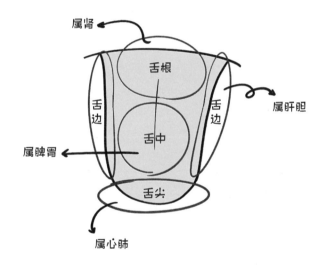

二、舌诊的内容与正常舌象

望舌可分为望舌质和望舌苔两部分。舌质，就是舌体，正常人的舌体是运动自如，柔软灵活，颜色淡红而鲜明润泽，不胖不瘦，不老不嫩，大小适中，无异常形态

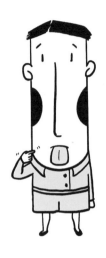

的。舌苔，就是舌质上的一层薄垢，正常人的舌苔是一层薄薄的白色，不干不湿。

正常舌象，简称"淡红舌、薄白苔"。具体来说：舌体柔软，运动灵活自如，颜色淡红而鲜明；胖瘦老嫩大小适中，无异常形态；舌苔薄白润泽，颗粒均匀，苔质干湿适中，揩之不去，其下有根，不黏不腻等。

三、望舌质

望舌质分为望舌的神、色、形、态4个方面。

舌神

舌神主要表现在舌质的荣枯和灵动方面。察舌神之法，关键在于辨荣枯。荣者，荣润而有光彩，表现为舌运动灵活，舌色红润，鲜明光泽，富有生气，是谓有神，虽病亦属善候，即预后较好。枯者，枯晦而无光彩，表现为舌运动不灵活，舌质干枯，晦暗无光，是谓无神，属凶险恶候，即预后较差。因此，舌神之有无，反映了脏腑、气血、津液之盛衰，关系到疾病预后的吉凶。

⁑ 舌色 ⁑

舌色，即舌质的颜色，一般可分为淡白、淡红、红、绛、紫、青。除淡红色为正常舌色外，其余都是主病之色。

淡红舌

淡红舌是指舌质淡红润泽，白里透红，说明气血调和，即使有病病情也较轻。

淡白舌

淡白舌的颜色比起淡红舌白的多了，红的少了，若是全无血色，称为枯白舌。由于阳虚生化阴血的功能减退，推动血液运行之力亦减弱，以致血液不能营运于舌，故舌色浅淡而白。淡白舌主虚寒或气血双亏。

红舌

红舌也叫作舌赤，红舌是比淡红舌要红一些。可以是整个舌体偏红，也可以是舌的某一部分红得特别明显，舌尖或舌边很红。如果是某一部分的舌红，可能是这一部分对应的脏腑热邪突出。红舌主实热证或虚热证。

绛舌

绛为深红色，绛舌是较红舌颜色更深浓者。其主病有外感和内伤之分。在外感病人多主热入营血证，在内伤杂病病人多主阴虚火旺证。

紫舌　紫舌总由血液运行不畅，瘀滞所致。故紫舌主病不外寒、热之分。

热盛伤津，气血壅滞，多表现为绛紫而干枯少津；寒凝血瘀或阳虚生寒，则表现为舌淡紫或青紫湿润。

青舌　舌色如皮肤暴露之"青筋"，全无红色，称为青舌，古书形容如水牛之舌。由于阴寒邪盛，阳气郁而不宣，血液凝而瘀滞，故舌色发青。主寒凝阳郁，或阳虚寒凝，或内有瘀血。

舌形

舌形，是指舌体的形状，包括老嫩、胖瘦、裂纹、芒刺、齿痕等异常变化。

苍老舌　苍老舌，舌体看上去显得苍老，纹理粗糙，欠柔软。不论舌色、苔色如何，舌质苍老者都属实证。

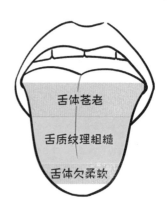

舌体苍老

舌质纹理粗糙

舌体欠柔软

娇嫩舌 舌质纹理细腻，其色娇嫩，其形多浮胖，称为娇嫩舌，多主虚证。

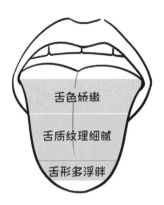

舌色娇嫩

舌质纹理细腻

舌形多浮胖

胖舌 胖舌有胖大和肿胀之分。舌体较正常舌大而厚，甚至伸舌满口，称胖大舌；舌体肿大，胀塞满口，不能缩回闭口，称肿胀舌。胖大舌多因水饮痰湿阻滞所致；肿胀舌多因热毒、酒毒致气血上壅，多主热证或中毒病证。

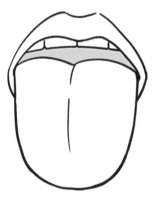

瘦薄舌 舌体瘦小枯薄者，称为瘦薄舌。总由气血阴液不足，不能充盈舌体所致。主气血两虚或阴虚火旺。

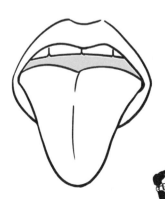

芒刺舌

舌面上有软刺（即舌乳头），是正常状态，若舌面软刺增大，高起如刺，摸之刺手，称为芒刺舌。多因邪热亢盛所致。根据芒刺出现的部位，可分辨热在哪

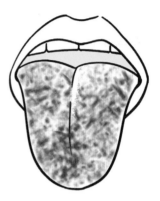

一内脏，如舌尖有芒刺，多为心火亢盛；舌边有芒刺，多属肝胆火盛；舌中有芒刺，主胃肠热盛。

裂纹舌

舌面上有裂沟，而裂沟中无舌苔覆盖者，称裂纹舌。多因精血亏损，津液耗伤，舌体失养所致，故多主精血亏损。此外，健康人中大约0.5%的人在舌面上

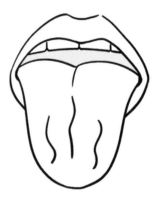

有裂纹、裂沟，称先天性舌裂，其裂纹中多有舌苔覆盖，身体无不适感觉，与病理性裂纹舌不同。

齿痕舌

舌体边缘有牙齿压迫的痕迹，故称齿痕舌。多由脾虚不能运化水湿，以致湿阻于舌而舌体胖大，受齿列挤压而形成齿痕。齿痕常与胖嫩舌同见，主脾虚或湿盛。

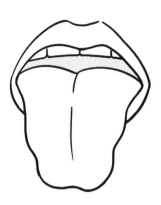

舌态

舌态，指舌体的动态。正常舌态多表现为舌体活动灵敏，伸缩自如。

常见病理舌态有强硬、痿软、短缩、麻痹、颤动、歪斜、吐弄等。

强硬舌

舌体板硬强直，屈伸不利，甚者语言謇涩，称为强硬舌。多因热扰心神、舌无所主，或高热伤阴，筋脉失养，或痰阻舌络所致。多见于热入心包，高热伤津，痰浊内阻，中风或中风先兆等证。

痿软舌

舌体软弱，无力屈伸，痿废不用，称为痿软舌。多因气血虚极，阴液失养筋脉所致。可见于气血俱虚，热灼津伤，阴亏已极等证。

短缩舌 舌体紧缩而不能伸长，称为短缩舌。可因寒凝筋脉，舌收引挛缩；或内阻痰湿，引动肝风，风邪挟痰，阻滞舌根；或热盛伤津，筋脉拘挛；或气血俱虚，舌体失于濡养温煦所致。无论因虚因实，皆属危重证候。

麻痹舌 舌有麻木感而运动不灵活者，称为舌麻痹。多因营血不能上达于舌而致。若无诱因舌麻，时作时止，多为心血虚；若舌麻而时发颤动，或有中风症状，多为肝风内动之候。

颤动舌 舌体震颤抖动，不能自主，称为颤动舌。多因气血两虚，筋脉失养或热极伤津而生风所致。可见于血虚生风及热极生风等证。

歪斜舌 伸舌偏斜一侧，舌体不正，称为歪斜舌。多因风邪中络，或风痰阻络所致，也有风中脏腑者，但总因一侧经络、经筋受阻，病侧舌肌弛缓，故向健侧偏斜。多见于中风证或中风先兆。

吐弄舌 舌常伸出口外者，称为吐舌；舌舔口唇四周，或舌微出口外，立即收回者，称为弄舌。二者合称为吐弄舌，皆因心、脾二经有热，灼伤津液，以致筋脉紧缩，频频动摇。吐弄舌亦可见于小儿智力发育不全者。

四、望舌苔

正常的舌苔是由胃气上蒸所生，故胃气的盛衰可从舌苔的变化上反映出来。病理舌苔的形成，多由胃气夹饮食积滞之浊气上升而生；或由邪气上升而形成。望舌苔应注意苔质和苔色两方面的变化。

望苔质

苔质，指舌苔的质地、形态。常见的苔质变化有薄厚、润燥、腐腻、剥落、真假等方面。

薄、厚苔

舌苔的薄、厚以"见底"和"不见底"为标准。凡透过舌苔隐约可见舌质者，为薄苔。由胃气所生，属正常舌苔，有病见之，多为疾病初起或病邪在表，预示病情较轻。

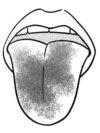

薄苔

不能透过舌苔见到舌质者，为厚苔。多为病邪入里或胃肠积滞，预示病情较重。舌苔由薄而增厚，多为正不胜邪，病邪由表传里，病情

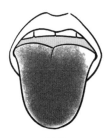

厚苔

由轻转重，为病势发展的表现；舌苔由厚变薄，多为正气来复，内郁之邪得以消散外达，病情由重转轻，病势退却的表现。

润、燥苔

舌面润泽，干湿适中者，称润苔。表示津液未伤。

若水液过多，扪之湿而滑利，甚至伸舌涎流欲滴，为滑苔，是有湿、有寒的表现。多见于阳虚而痰饮水湿内停之证。

润苔

若望之干枯，扪之无津，为燥苔，由津液不能上承所致。多见于热盛伤津，阴液不足，阳虚水不化津，燥气伤肺等证。

燥苔

舌苔由润变燥，多为燥邪伤津，或热甚耗津，表示病情加重；舌苔由燥变润，多为燥热渐退，津液渐复，说明病情好转。

腐、腻苔

苔厚而颗粒粗大疏松，形如豆腐渣堆积舌面，揩之可去，称为腐苔。因体内阳热有余，蒸腾胃中腐浊之气上泛而成，常见于痰浊食积，且有胃肠郁热之证。

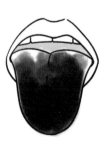
腐苔

苔质颗粒细腻致密，揩之不去，刮之不脱，上面罩一层不同腻状黏液，称为腻苔。多因脾失健运，湿浊内盛，阳气被阴邪所抑制而造成，多见于痰饮、湿浊内停等证。

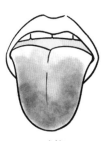

腻苔

剥（落）苔

舌面本有苔，忽然全部或部分剥脱，剥处见底，称剥（落）苔。

若全部剥脱，不生新苔，光洁如镜，称镜面舌或光滑舌。由于胃阴枯竭，胃气大

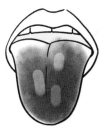

剥（落）苔

伤，毫无生发之气所致，属胃气将绝之危候。若舌苔剥脱不全，剥处光滑，余处斑驳残存舌苔，称花剥苔，多由胃之气阴两伤所致。

舌苔从有到无，是胃气阴不足，正气渐衰的表现；但若舌苔剥落之后，复生薄白之苔，乃邪去正胜，胃气渐复之佳兆。值得注意的是，无论舌苔的增长或消退，都以逐渐转变为佳，倘使舌苔骤长骤退，多为病情暴变征象。

真、假苔

无论苔之厚薄，若紧贴舌面，刮之难去，似从舌体上生出者，为真苔，又称有根苔。

若苔不着实，似浮涂舌上，刮之即去，如刚刚喝完牛奶、豆浆，会看到舌苔白腻腻的，若是刚饮完橙汁等黄色饮料，会发现舌苔变成

淡黄色了，若是刚吃完桑椹，会发现舌头直接变黑色了，这些舌苔非如舌体上生出者，通过刷牙是可以去除的，称为假苔，又称无根苔。

有根苔表示病邪虽盛，但胃气未衰；无根苔表示胃气已衰。总之，观察舌苔的薄厚可知病的深浅；观察舌苔的润燥，可知津液的盈亏；观察舌苔的腐腻，可知湿浊等情况；观察舌苔的剥落和有根、无根，可知气阴的盛衰及病情的发展趋势等。

望苔色

苔色，即舌苔之颜色。一般分为白苔、黄苔、灰苔和黑苔四类，临床既可单独出现，也可相兼出现。由于苔色与病邪性质有关，所以观察苔色可以了解疾病的性质。

白苔

一般常见于表证、寒证。由于外感邪气尚未传里，舌苔往往无明显变化，仍为正常之薄白苔。若舌淡苔白而湿润，常提示里寒证或寒湿证。但在特殊情况下，白苔也主热证。如舌上满布白苔，如白粉堆积，扪之不燥，为积粉苔，是由外感秽浊不正之气，毒热内盛所致，常见于瘟疫或内痈；若苔白燥裂如砂石，扪之粗糙，称糙裂苔，皆因湿邪迅速化热，内热暴起，津液暴伤，苔尚未转黄而里热已炽，常见于温病或误服温补之药者。

黄苔 一般主里证、热证。由于热邪熏灼，故呈黄苔，其中淡黄热轻，深黄热重，焦黄热结。若舌苔由白转黄，为外感表证入里化热的征象；若苔薄淡黄，为外感风热表证或风寒化热证。若舌淡胖嫩，苔黄滑润，多为阳虚水湿不化所致。

灰苔 灰苔即浅黑色，常由白苔晦暗转化而来，也可与黄苔并见。灰苔主里证，常见于里热证，也见于寒湿证。苔灰而干，多属热炽伤津，可见于外感热病；或阴虚火旺，常见于内伤杂病。苔灰而润，可见于痰饮内停或寒湿内阻。

黑苔 黑苔多由焦黄苔或灰苔发展而来，一般来讲，所主病证无论寒热，多属危重。苔色越黑，病情越重。如苔黑而燥裂，甚则生芒刺，为热极津枯。苔黑而燥，见于舌中者，为肠燥屎结或胃将败坏之兆；见于舌根部者，为下焦热甚；见于舌尖者，为心火自焚。苔黑而滑润，舌质淡白，为阴寒内盛，水湿不化。苔黑而黏腻，为痰湿内阻。

五、综合诊察舌质与舌苔

疾病的发展过程，是一个复杂的整体性变化过程，因此在分别掌握舌质、舌苔的基本变化及其主病时，还应同时分析舌质和舌苔的相互关系。

一般认为察舌质重在辨正气的虚实，也包括邪气的性质；察舌苔重在辨邪气的浅深与性质，也包括胃气之存亡。从二者的联系而言，必须合参才认识全面，无论二者单独变化还是同时变化，都应综合诊察。在一般情况下，舌质与舌苔变化是一致的，其主病往往是各自主病的综合。如里实热证，多见舌红，苔黄而干；里虚寒证多见舌淡，苔白而润。这是学习舌诊执简驭繁的要领，但是也有二者变化不一致的时候，故更需四诊合参，综合评判。如苔白虽主寒、主湿，但若红绛舌兼白干苔，则属燥热伤津，由于燥邪化火迅速，苔色尚未转黄，便已入营；白厚积粉苔，亦主邪热炽盛，并不主寒；灰黑苔可属热证，亦可属寒证，须结合舌质润燥来辨。有时二者主病是矛盾的，但亦需综合诊断。如红绛舌白滑腻苔，在外感属营分有热，气分有湿，在内伤为阴虚火旺，又有痰浊食积。

常见舌象及其临床意义简表

舌象		简称	临床意义
舌质	舌苔		
淡红	薄白	淡红舌，薄白苔	健康人；风寒表证；病势轻浅
	白苔	舌尖红，白苔	风热表证；心火亢盛
	白似积粉	淡红舌，积粉苔	瘟疫初起；或有内痈
	白腐	淡红舌，白腐苔	痰食内停；胃浊蕴热
	黄白相兼	淡红舌，黄白苔	外感表证将要传里化热
	白腻而厚	淡红舌，白厚腻苔	湿浊痰饮内停；食积胃肠；寒湿痹证

续表

舌象		简称	临床意义
舌质	舌苔		
淡红	薄黄	淡红舌，薄黄苔	里热轻证
	黄干少津	淡红舌，黄干苔	里热伤津化燥
	黄腻	淡红舌，黄腻苔	里有湿热，痰热内蕴，食积化热
	灰黑湿润	淡红舌，灰黑润苔	寒证；阳虚
鲜红	白而干燥	红舌，白干苔	邪热入里伤津
	白而浮垢	红舌，白垢苔	正气亏虚；湿热未净
	白黏	红舌，白黏苔	里热夹痰湿；阴虚兼痰湿
	薄黄少津	红舌，薄黄干苔	里热证；津液已伤
	厚黄少津	红舌，厚黄干苔	气分热盛，阴液耗损
	黄腻	红舌，黄腻苔	湿热内蕴；痰热互结
	黑而干燥	红瘦舌，黑干苔	津枯血燥
绛红	焦黄干燥	绛舌，焦黄苔	邪热深重；胃肠热结
	黑而干燥	绛舌，黑干苔	热极伤阴
	无苔	绛舌，无苔	热入血分；阴虚火旺
青紫	黄燥	紫舌，黄燥苔	热极津枯
	焦黑而干	紫舌，苔黑干焦	热毒深重；津液大伤
	白润	紫舌，白润苔	阳衰寒盛；气血凝滞
淡白	无苔	淡白舌，无苔	久病阳衰，气血俱虚
	透明	淡白舌，无苔	脾胃虚寒
	边薄白中无	淡白舌，中剥苔	气血两虚；胃阴不足
	白	淡白舌，白苔	阳气不足；气血虚弱
	白腻	淡白舌，白腻苔	脾胃虚弱；痰湿停聚
	灰黑润滑	淡白舌，黑润苔	阳虚内寒；痰湿内停

六、望舌的注意事项

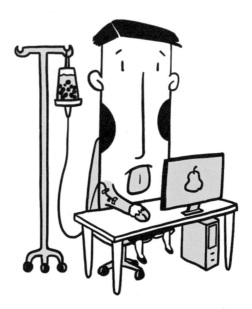

1 晨起不宜

晨起时舌苔略厚，色暗滞，因此，此时不宜看舌头。进食后舌象会恢复红润薄白，这时观察舌象比较好。

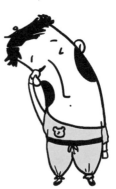

2 吃了有颜色的食物时不宜

前面提到吃完某些食物后有些颜色会遗留在舌头上，造成假苔，此时也不宜看舌头。可以通过刷牙来去除假苔。

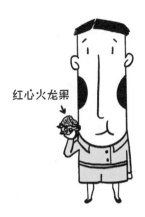

红心火龙果

3 饭后半小时内不宜

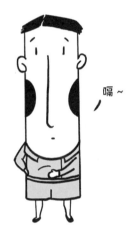

嗝~

在吃饭时，舌头会参与食物的搅拌和咀嚼，这时，舌头的血液循环会加快，导致舌质变红。同时在吃饭时舌苔也会有变化，因为舌头在搅拌食物时，舌苔会有磨损，所以吃完饭后舌苔会变薄，甚至会消失。因此，要等饭后半小时以后再观察舌头。

4 服用某些药物后不宜

一些药物如抗生素、肾上腺皮质激素、甲状腺激素等会使舌苔变色，造成假苔，所以这时也不宜观察舌头，同样，可以通过刷牙去除假苔。

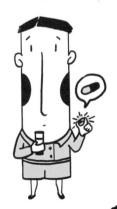

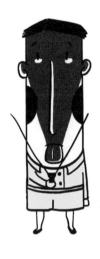

5 昏暗光线下不宜

不要在昏暗的光线下观察舌头，要在明亮柔和的光线下进行观察。舌头要面向光亮处，使光线直射舌面，尽量不用有色光，并注意四周墙壁、玻璃、窗帘的反射光。

6 保持舒适自然的姿势

观察时，可以让病人坐在椅子上，如果实在无法起身，也可以躺在床上。让病人自然伸舌，舌头放松，舌面平展，舌尖自然下垂，让舌体充分露出来。注意：千万不可过度伸舌，也不可让舌头保持长时间伸长状态，如果一次观察不成功，可以让病人稍作休息后再次伸舌。

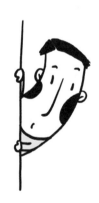

要特别注意哦！

7 特殊情况要告知大夫

女性在月经期，舌尖会变红，因此女性遇例假期要及时告诉大夫，以免大夫误以为病人有心火。

望排出物

　　排出物实际上可以分为 3 类，即分泌物、排泄物和病理产物。

分泌物　　分泌物是指器官、孔窍里面一些正常的液体，分泌物本来是正常的，能够起濡润作用，眼睛里面有眼泪，鼻子里面也有一些分泌物，口腔里面也有唾液，阴道里面正常的也应该有带下，这些都称为分泌物。

排泄物　　排泄物是讲的大小便和月经，应该排泄出来，并不是起保护作用，这些物质到时候就应该排泄掉。

病理产物　　病理产物包括痰涎和呕吐物，正常人不应该吐痰，也不应该出现呕吐物。

　　望排出物，实际上并不都是由医生望，往往是病人自己或者亲属望，医生亲自见到大便、月经的时候比较少，而是由医生问分泌物的颜色、质地、气味等，病人回答所看到的情况，其中有些内容在问二便、问经带中已经涉及了。

　　望排出物，总的是要观察它的形、色、质、量。总的区分是，凡是排出物色泽清白、质地稀薄，多为寒证、虚证；

排出物色泽黄赤、质地黏稠，形态秽浊不洁，多属热证、实证；排出物色泽发黑，夹有块物者，多为瘀证。

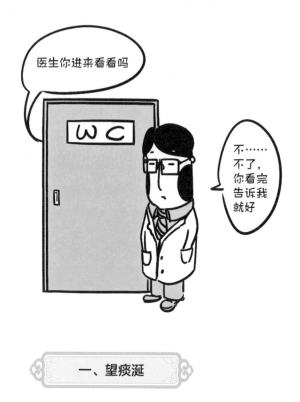

医生你进来看看吗

不……不了，你看完告诉我就好

WC

一、望痰涎

痰涎是机体水液代谢障碍的病理产物，其形成主要与脾肺两脏功能失常关系密切，故古人说："脾为生痰之源，肺为贮痰之器。"但其与他脏也有关系。痰在临床上分为有形之痰与无形之痰两类，这里所指的是咳唾而出的有形之痰涎。

痰黄黏稠，坚而成块者，属热痰，多因热邪煎熬津液所致；痰白而清稀，或有灰黑点者，属寒痰，多因寒伤阳气，气不化津，湿聚为痰；痰白滑而量多，易咯出者，属湿痰，多因脾虚不运，水湿不化，聚而成痰；滑利易出，痰少而黏，难于咳出者，属燥痰，多因燥邪伤肺；痰中带血，或咳吐鲜血者，为热伤肺络。口常流稀涎者，多为脾胃阳虚；口常流黏涎者，多属脾蕴湿热。

二、望呕吐物

胃中之物上逆自口而出称为呕吐物。胃气以降为顺，若胃气上逆，使胃内容物随之反上出口，则成呕吐。由于致呕的原因不同，故呕吐物的性状及伴随症状亦不同。

若呕吐物清稀无臭，多是寒呕，多由脾胃虚寒或寒邪犯胃所致；若呕吐物酸臭秽浊，多为热呕，因邪热犯胃，胃有实热所致；若呕吐痰涎清水，量多，多因痰饮内阻于胃所致；若呕吐未消化的食物，腐酸味臭，多属食积；若呕吐频发频止，呕吐不化食物而少有酸腐，为肝气犯胃所致；若呕吐黄绿苦水，多因肝胆郁热或肝胆湿热所致；若呕吐鲜血或紫暗有块，夹杂食物残渣，多因胃有积热或肝火犯胃，或素有瘀血所致。

三、望大便

望大便，主要是观察大便的颜色及便质、便量。

大便色黄，呈条状，干湿适中，便后舒适者，是正常大便。大便清稀，完谷不化，或如鸭溏者，多属寒泻；如大便色黄稀清，如糜有恶臭者，属热泻；大便色白，多属脾虚或黄疸；大便燥结者，多属实热证；大便干结如羊屎，排出困难，或多日不便而不甚痛苦者，为阴血亏虚；大便如黏胨，夹有脓血且兼腹痛，里急后重者，多为痢疾；便黑如柏油，多为胃络出血；小儿便绿，多为消化不良的征象。大便下血，有两种情况，如先血后便，血色鲜红者，为近血，多见于痔疮出血；若先便后血，血色褐暗者，为远血，多见于胃肠病。

四、望小便

观察小便要注意其颜色、尿质和尿量的变化。

正常小便颜色淡黄，清净不浊，尿后有舒适感。小便清长量多，伴有形寒肢冷者，多属寒证；小便短赤量少，尿量灼热疼痛者，多属热证。尿浑如膏脂，或有滑腻之物，多为膏淋；尿有砂石，排尿困难而痛者，为石淋；尿中带血，为尿血，多属下焦热盛，热伤血络；尿血伴有排尿困难，灼热刺痛者，为血淋；尿浑浊如米泔水，形体日瘦者，多为脾肾虚损。

望小儿指纹

小儿指纹，是浮露于小儿两手食指掌侧前缘的脉络。观察小儿指纹形色变化来诊察疾病的方法，称为指纹诊法，仅适用于3岁以下的幼儿。指纹是手太阴肺经的一个分支，故与诊寸口脉意义相似。

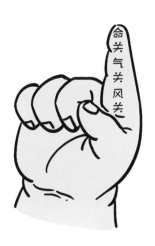

小儿指纹分风、气、命三关，即食指近掌部的第一节为风关，第二节为气关，第三节为命关。

一、望小儿指纹的方法

将患儿抱到向光处，医者用左手的食指和拇指握住患儿食指末端，以右手大拇指在其食指掌侧，从命关向气关、风关直推几次，用力要适当，使指纹更为明显，便于观察。

二、正常小儿指纹

正常小儿指纹，络脉色泽浅红兼紫，隐隐于风关之内，大多不浮露，甚至不明显，多是斜形、单枝、粗细适中。

三、病理小儿指纹

三关测轻重

根据指纹在手指三关中出现的部位，可以测定邪气的浅深，病情的轻重。指纹显于风关者，表示邪浅病轻；指纹达于气关者，为邪已深入，病情较重；指纹达于命关者，是邪入脏腑，病情严重；若指纹透过风、气、命三关，一直延伸到指端者，称"透关射甲"，提示病情危重。

红紫辨寒热

指纹色鲜红，多属外感风寒；指纹色紫红，多主热证；指纹色青，多主风证或痛证；指纹色青紫或紫黑色，多为血络郁滞；指纹色淡白，多属脾虚。

浮沉分表里

指纹浮而显露，为病邪在表，多见于外感表证；指纹沉隐不显，为病邪在里，多见于内伤里证。

淡滞定虚实

纹淡是指指纹颜色浅淡，不太明显，多属于沉，多主脾虚、气血不足、疳积等证。

纹滞是指指纹滞塞，就是指纹络脉的血行不灵活，用指端将指纹脉络轻轻推一下，推了以后指纹颜色不容易变白，慢慢地血液还没有消退，颜色改变不明显，仍然是紫暗。如果指纹浓滞、增粗，说明血液运行不畅，血液回流慢，一般属实证。

第三章

听声音和嗅气味——闻诊

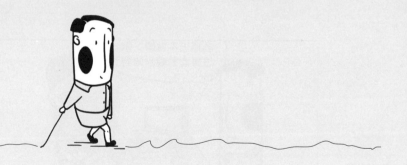

听声音

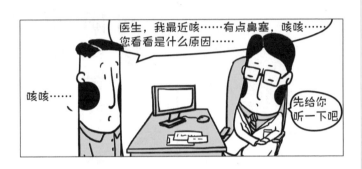

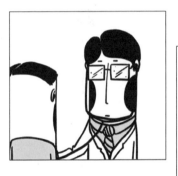

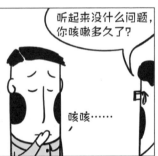

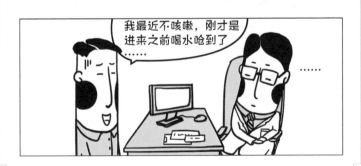

闻诊包括听声音和嗅气味两个方面，是通过听觉和嗅觉了解由病体发出的各种异常声音和气味，以诊察病情。

声音有两种情况，一种是正常人具备的发音、说话、呼吸、心跳，甚至肠鸣等声音。还有一些是在生病时会出现的，就是病变的声音。

一、正常声音

正常声音称为常声，特点是：发声自然，声调和畅，柔和圆润，语言流畅，应答自如，言与意符，表示人体气血充沛，发声器官和脏腑功能正常。由于年龄、性别等不同，个体的发声可以有一些不同，男性声调一般比较低、浊，女性声调一般高而比较清，儿童声调一般尖利而清脆，老人声调一般浑厚而低沉。声音可以因为情志变化而有一定的改变，愤怒的时候声高气粗，悲哀的时候发声可能就悲惨而不够连续，喜悦、快乐的时候多舒畅而缓和，这都是一些正常的变化。

二、病变声音

在生病时，要注意病人能不能够发出声音来，发声的高低、强弱、清浊，以及是否有鼻鼾、呻吟、惊呼、喷嚏等这些病变声音。

1 发音变化

如果在生病的时候，说话声音很高、很洪亮，一般说来是实证、热证、阳证。如果声音很低，或者不想讲话，或者讲话的时候不能连贯，说两个字、说几句就没劲再说了，不愿意说话，声低、懒言，多半是虚证、阴证和寒证。语声重浊，即发出来的声音很重浊，中医叫作声重，声重就是发出来的是种沉闷的、不高的、音调不清脆的声音，形容声音好像是"如从瓮中出"，瓮就是种装酒的坛子，对着坛子讲话，是种嗡嗡的声音，实际上可能是声带震动的频率比较慢，这种嗡嗡的声重，说明可能是外感风寒或者湿浊导致肺气不宣，鼻窍不通。

发音变化

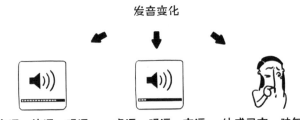

实证、热证、阳证　　虚证、阳证、寒证　　外感风寒、肺气不宣

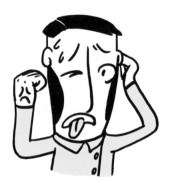

2 喑哑和失音

说话的时候声音嘶哑，叫作喑哑。口在动，但完全讲不出来，没有声音发出来，叫作失音。新起的音哑或失音，中医认为是"金实不鸣"。金是指肺，肺里面因为邪气阻塞而发

不出声音，风寒、痰浊等邪犯肺，或者是侵袭咽喉，咽喉也属于肺系，所以是金实不鸣，感冒以后有时会讲不出话来，声音变了，就是风寒客于喉，或是风寒客于肺，金实不鸣。久病的失音、音哑，病得时间久，逐渐声音发不出来了，这是虚证，中医叫作"金破不鸣"。

用喉过度可以使声音嘶哑，教员讲课讲得很多，歌唱演员天天练嗓子，可能会出现声带结节、喉头水肿，导致喑哑，甚至失音，也是属于气阴耗伤引起的，用嗓太过，耗气、耗阴，一般属于气阴亏虚。妊娠末期出现喑哑或失音，称为子喑，是孕晚期胎气上挤、压迫所致。

3　鼻鼾

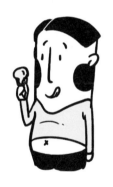

听着是鼻子里发出的打鼾的声音，实际上鼾声是从喉咙里发出来的。鼻鼾的原因有很多，如鼻子的慢性疾患、悬雍垂、喉头病变等都可能导致鼻鼾。劳累后、睡姿不当也可以出现鼻鼾。肥胖的人更容易打鼾，是因为胖人多痰湿，痰湿停聚在鼻腔、喉腔，随着呼吸而鼾声大作。

4　呻吟、惊呼

呻吟是因痛苦而发出的声音。呻吟声高有力的属于实证，多见于剧烈疼痛者；久病呻吟，声低无力多主虚证。

由于出乎意料的刺激而突然发出喊叫声，称惊呼。骤发剧痛或惊恐常令人发出惊呼。小儿阵发惊呼，声尖惊恐，多为肝风内动，扰乱心神之惊风证。

5 喷嚏

打喷嚏经常与流清涕同时存在，多半是风寒表证。还有一种打喷嚏，是阳气恢复的征兆。打喷嚏实际上是阳气、正气排出邪气的一种表现，如果阳气亏虚，不能够排出邪气，也就不会打喷嚏。

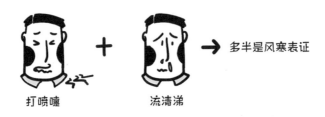

打喷嚏 ＋ 流清涕 → 多半是风寒表证

6 哈欠

哈欠是困倦欲睡的一种表现，《黄帝内经》中的解释是"引阳入阴"，阴气要引阳入内，要把阳气引到里面去，阳气要伸张而出于外。这里讲的阴阳，实际上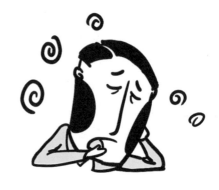就是大脑的兴奋和抑制这两种状态，阴引阳入内，就是抑制状态占优势，想睡觉了，于是出现哈欠。正常人在精神疲倦的时候可以打哈欠，但如果经常哈欠不断，就不正常了，一般是阳气不足的表现。

7 太息

太息，就是唉声叹气、长叹一息，所以太息也叫叹息。唉声叹气是心情不愉快的表现，情志不舒，所欲不遂，就会时常不自觉地发出叹息之声，中医认为这是肝气郁结的主要症状。

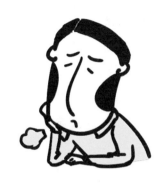

三、语言异常

这里讲的语言，是指语言表达是不是清楚以及应答的能力，不是指能不能发声、会不会说话、声音的高低清浊。言为心声，语言与心神密切相关，主要反映心神是不是正常。临床上常见的语言异常有以下几种。

1 谵语

神昏谵语，谵语的特点就是神志不清楚了，完全不清或者是不太清，高热的时候，神志可能并没有完全昏迷，意识还有一点点，说话语无伦次，但声高有力。

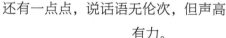

2 郑声

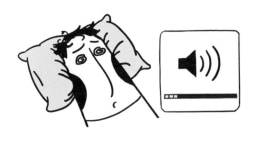

郑声者的神志也是不清楚的，语言重复，时断时续，声音低微无力等。多因脏器衰竭、神无所依所致，属于虚证。

3 夺气

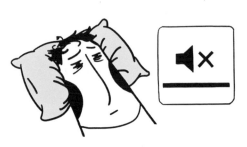

夺气并不是神志不清楚，只是声音很低，气短不续，欲言而不能复言，能讲话，但讲了两个字就没有声音了，有头无尾，头也是很轻的，尾就一点都听不到了。夺气与郑声的病机基本相同，也是脏气虚衰、宗气大虚，就是心肺没有气支撑讲话，但神志还是清楚的，这点与郑声不同。

4 独语

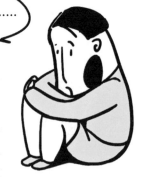

#回%…#￥……

独语就是一个人自言自语，不知道讲些什么，见到人来了可能就不讲了，首尾不相应，因为他自己没有正常的顺序，不是有意识地要先讲什么、后讲什么，神志不正常，虽然不是神志昏迷，但意识不清楚，神志错乱。独语多属于阴证，可能是气郁痰蒙心神所致。癫病、抑郁性精神病等多会出现这种表现。

5　错语

错语者神志是清楚的，只是经常讲错话，讲出来以后自己明白："哦，这句话我讲错了。"但与一般的口误不一样，口误是难免的，错语是经常地讲错，并且自知言错。错语也是神气不足、心气虚弱的表现。

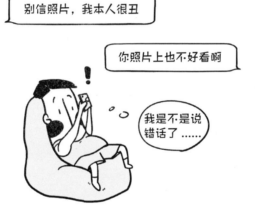

6　狂言

狂言与独语、错语不一样，狂言属于阳证，表现为神志错乱、语无伦次、狂叫骂詈、独自高声唱歌等，俗称"发疯"，病人情绪多处于极度兴奋状态。精神病、狂躁型精神分裂症等常出现这种情况，多因痰火扰心、肝胆郁火所致。

7　言謇

讲话言謇，神志清楚，思维正常，但口齿不太清楚、结结巴巴不流畅，有时一个词讲几遍，有时哽住了讲不下去，这就叫作言謇，俗称口吃。有的是习惯性的，小孩喜欢学别人说话，如果向说话有点结巴的人学，也就会跟着结巴，慢慢地就形成习惯了，一急、情绪一紧张就结得厉害，看到生人就更讲不出话来，唱歌的时候却不结巴，这是一种习惯性的言謇。如果在病中出现舌头强硬、语言謇涩，多是风痰阻络的表现。

四、呼吸异常与咳嗽

呼吸异常与咳嗽是肺病常见的症状。肺主呼吸，肺功能正常则呼吸均匀，不出现咳嗽、咯痰等症状。当外邪侵袭或其他脏腑病变影响于肺，就会使肺气不利而出现呼吸异常和咳嗽。

呼吸异常

1 喘

喘，又称气喘，是指呼吸急促困难，甚至张口抬肩，鼻翼扇动，端坐呼吸，不能平卧。张口抬肩就是张口出气时，肩部随呼吸而起伏；鼻翼扇动是指呼吸时鼻翼跟着一起一伏；端坐呼吸是指病人难以平卧，躺下去呼吸更困难。喘证与肺脾肾三脏关系密切，临床辨证时，要分清虚实。

实喘 就是突然发病、时间不长，呼吸运动加快、急骤；呼吸深长，呼出和吸入的气体都多；声高息粗，有时仅凭耳朵就可听到。实喘常见于高热、外邪犯肺的病人。西医所说的吸气性呼吸困难与实喘有点近似，这种情况应该尽快进行气管切开或气管插管，以保障气流通畅。

虚喘 如果是病势缓慢，呼吸缓慢短浅，肺活量很小，没有吸好多气体进去，当然也没有好多气体呼出来，自觉呼吸困难，气不够用，稍微活动呼吸就更困难了，听起来息微声低，呼吸音低微，这种情况属于虚喘。西医讲的呼气性呼吸困难，就是指肺功能减弱、丧失，如肺胀、肺心病，肺里面不能够容纳气体、清气，长期的呼吸困难，属于虚喘的范畴。

2 哮

哮病是以呼吸急促、喉中痰鸣如哨为特征。多反复发作，不易痊愈，常在季节转换、气候变动突然时复发。哮病发作时，喉咙里面就有哮鸣音，中医形容哮是"喉中如有水鸡声"，水鸡就是青蛙，喉中如有水鸡声，就是喉咙里面有蛙叫声。

哮证要注意区别寒热。寒哮，又称"冷哮"，多在冬春季节，遇冷而作，因阳虚痰饮内停或寒饮阻肺所致。热哮，则常在夏秋季节，气候燥热时发作，多因阴虚火旺或热痰阻肺所致。

3 短气

短气是指自觉呼吸短促而不相接续，是一种轻度的呼吸困难，即"似喘而不抬肩，气急而无痰声"，只有直觉症状，客观体征不明显。强调的是自己感到呼吸困难，但没有表现出张口抬肩，或者呼吸微弱、短浅。多因肺气不足所致。此外，若胸中饮停也可见短气，多为水饮阻滞胸中气机，肺气不利所致。

4 少气

少气是以呼吸微弱、语声低微无力为特点。病人多伴有倦怠懒言、面色不华，谈话时自觉气不足以言，常深吸一口气后再继续说话，多为全身阳气不足之象。

5 上气

上气以呼吸气急、呼多吸少为特点，可兼有气息短促、面目浮肿，为肺气不利，气逆于喉间所致。上气有虚证和实证之分。实证以痰饮阻肺或外邪袭肺多见；虚证以阴虚火旺多见。

6 气粗、气微

气粗是指病人呼吸时鼻中气息粗糙，多属实证，为外感

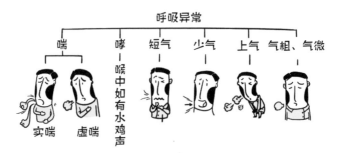

六淫之邪或痰浊内盛，气机不利所致。气微是指病人呼吸时鼻中气息微弱，多属虚证，为肺肾气虚所致。

咳嗽

咳嗽是肺病中最常见的症状，是肺失肃降，肺气上逆的表现。咳是指有声无痰；嗽是指有痰无声，咳嗽为有声有痰。咳嗽一证，首当鉴别外感、内伤。一般说来，外感咳嗽，起病较急，病程较短，必兼表证，多属实证；内伤咳嗽，起病缓慢，病程较长或反复发作，以虚证居多。咳嗽之辨证，要注意咳声的特点，如咳声紧闷多属寒湿，咳声清脆多属燥热等。如咳嗽昼甚夜轻者，常为热、为燥；夜甚昼轻者，多为肺肾阴亏。若无力作咳，咳声低微者，多属肺气虚。此外，对咳嗽的诊断，还须参考痰的色、量等不同表现和兼症以鉴别寒热虚实。

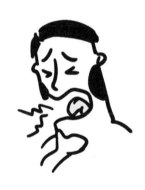

顿咳，又称百日咳，其特点是咳嗽阵作，咳声连续，多为痉挛性发作，咳剧气逆则涕泪俱出，甚至呕吐，阵咳后伴有鸡鸣样回声。顿咳以5岁以下的小儿多见，多发于冬春季节，其病程较长，不易速愈。多因风邪与伏痰搏结，郁而化热，阻遏气道所致。一般来说，初病多属实，

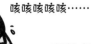

咳咳……

咳咳咳咳咳……

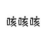

咳咳咳

久病多属虚，痰多为实，痰少为虚，咳剧有力为实，咳缓声怯为虚。实证顿咳，多因风寒犯肺或痰热阻肺所致；虚证顿咳，多因肺脾气虚所致。白喉表现为咳声如犬吠，干咳阵作，多为疫毒内传，里热炽盛而致。

五、胃肠异常音

1 呕吐

有声有物为呕吐；有声无物为吐，如吐酸水、吐口水等；欲吐而无物有声，或仅呕出少量涎沫，称为干呕。

总的来说，呕吐是胃气失和、胃气上逆的表现。如果呕吐发生的势较缓、声音低，势缓声低，吐物清稀，无臭味，多为虚寒证。如果呕吐势猛、声壮，呕黏稠黄水，甚至酸臭苦水，多为实热证。呕吐还有两种特殊情况。

朝食暮吐、暮食朝吐

朝食暮吐、暮食朝吐是指早晨吃的东西晚上才吐出来，晚上吃的东西到第二天早上才吐出来。这种情况，名曰胃反。胃反是一个独立的病，很可能是幽门梗阻、幽门水肿，幽门在胃的下部，部位幽深，食物不能够经过胃的下脘排到肠子里面去，积留在胃里面，积留很长时间以后才呕出来，从而形成朝食暮吐、暮食朝吐。当然不等于说早晨吃的东西一定到晚上吐，晚上吃的东西一定要到第二天早上才吐，只是形容隔了相当长一段时间才吐出来。

口干欲饮，饮后又吐

口干要喝水，但喝水以后，却马上又吐了，这种情况，医圣张仲景称其为水逆。多为水饮内停、寒饮停胃所致。

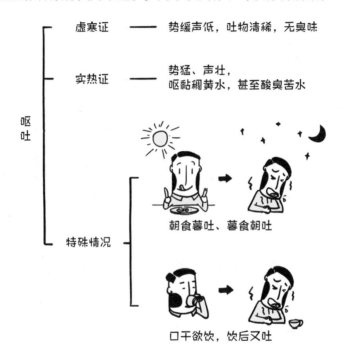

口干欲饮，饮后又吐

2 呃逆

呃逆是胃脘、横膈的部位突然有种紧缩感，于是从喉咙里冲出来一种短促的"呃"声，俗称打呃，古代称为"哕"，也是胃气上逆的表现。呃逆是膈肌痉挛，有可能是吃了辣椒等刺激性食物导致，也可能是受了寒导致，还有一些无明显原因突然呃逆者。新起的、呃声频作、声音高亢而有力，呃逆的时间一般不会很久，多半属于实证。如果是久病、重病，胃气已经很虚，出现的呃逆呃声不高、低沉无力，多属虚证，是胃气衰败的表现。

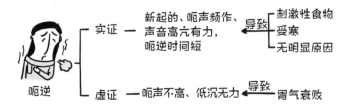

3 嗳气

嗳气俗称"打饱嗝"，是指气从胃中上逆出咽喉时发出的声音。饱食之后偶有嗳气者，不属病态。嗳气当分虚实。虚证嗳气，其声低弱无力，多因脾胃虚弱所致；实证嗳气，其声高亢有力，嗳后胀满得减，多为食滞胃脘、肝气犯胃、寒邪客胃所致。

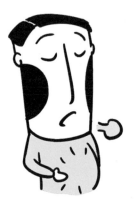

4 肠鸣

正常人的肚子里面也有肠鸣，只是耳朵听不到，如果把耳朵贴在腹壁上、肚皮上面仔细地去听，也可以听到咕噜咕噜地响，借助听诊器，可以听得更清楚。肠鸣本来是一种正常的现象，正常人，每分钟可以听到4~5次咕噜声。病理性肠鸣，是指肠鸣音增多或减少、增强或减弱。

肠鸣增多

肠鸣辘辘有声，像井水咕噜声，是饮水过多，或是肚子里面有水饮停留。肠鸣辘辘，得温、得食而解的，多是胃肠虚寒。肠鸣音高亢、频急、时时鸣响，多半是风寒湿邪使胃肠的气机紊乱，或气机阻滞，肝气不调、肝气犯脾所致。

肠鸣稀少

借助听诊器去听肠鸣音，三五分钟还没有一次，说明肠子活动力很差，多是肝脾不调、气机郁滞、积食等阻碍肠道传导所致。

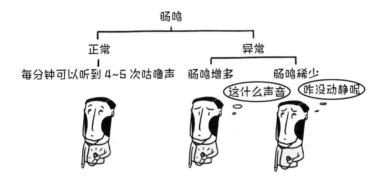

肠鸣

正常 —— 异常

每分钟可以听到 4~5 次咕噜声　　肠鸣增多　　肠鸣稀少

这什么声音　　咋没动静呢

嗅气味

嗅气味，主要是嗅病人病体、排出物、病室等的异常气味，以了解病情，判断疾病的寒热虚实。

一、病体气味

1 口气

口臭

口臭是指病人张口时，口中发出臭秽之气。多见于口腔本身的病变或胃肠有热之人。口腔疾病致口臭者，可见于牙疳、龋齿或口腔不洁等。胃肠有热致口臭者，多见于胃火上炎，宿食内停或脾胃湿热之证。

口有酸气

口有酸气是指口里面有一种酸气、酸臭，可能是食积所致。

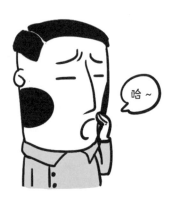

口气腐臭

口气腐臭是指口中发出的气味像臭鸡蛋一样，有种腐臭气，多是食积或胃肠有脓肿等情况。

2　汗气

汗气是指汗液发出的气味。因引起出汗的原因不同，汗液的气味也不同。外感六淫邪气，如风邪袭表，或卫阳不足，肌表不固，汗出多无气味。气分实热壅盛，或久病阴虚火旺者，常汗出量多且有酸腐之气。痹证若风湿之邪久羁肌表化热，可表现为汗出色黄而带有特殊的臭气。阴水病人若出汗伴有"尿臊气"，则是病情转危的险候。狐臭，腋下一种很难闻的怪臭气，多半认为是由湿热引起。

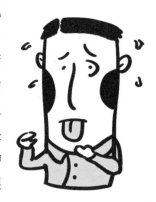

3　痰、涕之气

痰气

痰无味，多是寒证。若为腥臭脓痰，多是肺痈、有热。

鼻涕之气

外感病的鼻涕，一般没有腥臭气味。鼻臭是指鼻腔呼气时有臭秽气味。其因有三：一是鼻流黄浊黏稠腥臭之涕、缠绵难愈、反复发作，为鼻渊。二是鼻部溃烂，如梅毒、疠风或癌肿可致鼻部溃烂，而产生臭秽之气。三是内脏病变，如鼻呼出之气带有烂苹果味，是消渴病之重症；若呼气带有"尿臊气"，则多见于阴水病人，为病情垂危的险候。

4 二便之气

矢气、大便很臭，臭如败卵，是伤食的表现。

小便浑浊，有臊气，氨的气味很浓，多是湿热的表现。若尿液有一种苹果样的气味，预示糖尿病到了严重的程度。

5 经、带、恶露之气

月经、带下、恶露的气味，同样是腥臭为湿热、实热，没有腥臭气为寒湿、虚寒。如果崩漏或者带下奇臭，要筛查是否为癌症。

二、病室气味

病室的气味，实际上可能是病人身上出了汗，或者是呕吐物、排泄物，没有及时处理掉，通风又不良，使整个病室都充满了气味，所以病室气味，实际上是病体气味的延伸，是呕吐物、排泄物散发出来的气味。

若病室臭气熏人，很可能是瘟疫的表现，是由严重疫毒引起来的。

若病室有血腥气，说明病人有失血。

若病室有汗臭气，说明病人可能出了汗。

若病室有尸臭气，像肉腐烂了的那种气味，说明病人可能是脏气衰败。

若病室有脓腥臭气，说明病人可能患有痈脓。

若病室里面有很浓的尿臊气，要考虑病人有肾衰的可能。

若病室里面有烂苹果的气味，说明病人可能是消渴厥，即消渴发展至严重阶段，脏气衰败，阴津亏损，痰湿浊毒内蕴，虚火上扰，清窍被蒙，神明失主。

若闻到大蒜臭的气味，病人瞳孔缩小，像针尖一样，要考虑病人有机磷农药中毒的可能。

大蒜臭味就是……

烂苹果味就是……

睑腺臭气是……

尿臊气是因为………… 是因为……因为什么来着

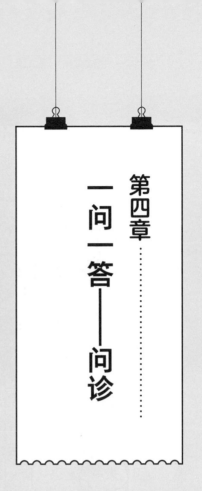

第四章

一问一答——问诊

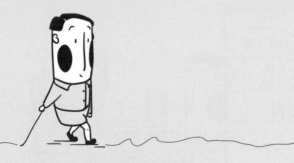

问寒热

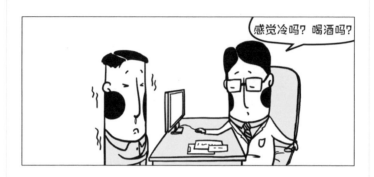

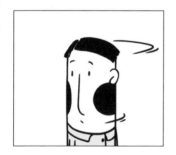

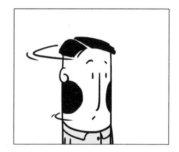

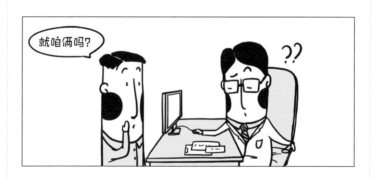

问诊是对病人或陪诊者进行有目的地询问，了解疾病的发生、发展、治疗经过、临床症状和其他与疾病有关的情况，以诊察疾病的一种方法。

问诊是诊察疾病的重要方法，在疾病的早期或某些情志致病，病人只有常见症状，如头痛、失眠等，而无明显客观体征时，问诊就尤为重要。正确的问诊往往能把医生的思维判断引入正确的轨道，有利于对疾病做出迅速准确的诊断。对复杂的疾病，也可通过问诊为下一步继续诊察提供线索。一般说来，病人的主观感觉最真切，某些病理信息，目前还不能用仪器测定，只有通过问诊才能获得病人真实的病情。

症状是疾病的反映，是临床辨证的主要根据。通过问诊掌握病人的现在症状，可以了解疾病目前的主要矛盾，并围绕主要矛盾进行辨证，从而揭示疾病的本质，对疾病做出确切的判断。因此，问现在症状是问诊的主要内容。为求问诊全面准确，一般是以张景岳的《十问歌》为顺序，即"一问寒热二问汗，三问头身四问便，五问饮食六胸腹，七聋八渴俱当辨，九问旧病十问因，再兼服药参机变，妇女尤必问经期，迟速闭崩皆可见，再添片语告儿科，天花麻疹全占验"。

问寒热就是询问病人有无怕冷或发热的感觉，强调的是病人自己的感觉，而不单以测量的体温作为唯一的标准。

寒即病人自觉怕冷，怕冷的感觉又分为三种：一种是恶风，是指遇风觉冷，避之可缓。有些人到外面一吹风或把电风扇一打开就感到冷，再热也不能吹电扇，这就是恶风。第二种是恶寒，是说病人自觉怕冷，加衣被或近火取暖都不能缓解。第三种是畏寒，也称畏冷，是病人自己怕冷，但加衣被或近火取暖后，冷的感觉可以得到缓解。

热即病人自觉发热，包括病人体温高于正常，或者体温正常，但病人全身或局部有热的感觉。如病人手心、脚心，或某一个地方生疮、生疖子，有时会有烧灼样的感觉，但测

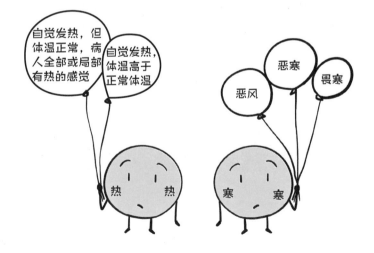

量体温是正常的，这也属于热。

病人出现怕冷和发热的感觉，主要取决于病邪的性质和机体的阴阳盛衰两个方面。由于人体内部的阴阳没有办法测量，所以明代医家张景岳说："阴阳不可见，寒热见之。"寒热能够反映机体阴阳的盛衰，由于寒为阴邪，所以寒邪致病往往出现怕冷的症状；热为阳邪，所以热邪致病往往出现发热的症状。

寒与热是临床常见症状，问诊时应注意询问病人有无寒与热的感觉，二者是单独存在还是同时可见，还要注意询问寒热症状的轻重程度、出现的时间、持续时间的长短、临床表现特点及其兼症等。比如病人回答怕冷后，要接着询问是怕冷的厉害，还是稍微有一点？大概是从什么时候开始怕冷的？是否经常怕冷？是吹风的时候怕冷，不吹风就不觉得冷，还是无论吹不吹风都觉得冷？如果伴有发热，有没有在固定时间发热，如夜晚发热等。

临床常见的寒热症状有以下4种情况。

1 但寒不热

但寒不热就是病人只有自觉怕冷，没有发热的感觉。如果病人只感到怕冷，而不感到发热，是寒证的特征。出现这种情况一是由于寒邪致病，感受了阴寒之邪，身处冰天雪地、穿少了衣服等，从而感受了阴寒之邪；一是阳气不足而阴寒内生，就是说没有感受外来的寒邪，而是机体内部的阳气不足，阳虚生内寒。

新病恶寒

新病恶寒就是不是经常性的恶寒，而是突然感到怕冷，如果兼有表证的其他症状，当然就是风寒表证。比如说昨天用冷水洗澡了，或者早晨起来衣服穿少了，突然出现怕冷的感觉，并且伴有头痛、身痛、喷嚏、流清涕等表证的其他症状，这就属于风寒表证。

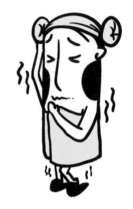

这种突然怕冷是为了聚积阳气以抗邪的一种反应，多数会随后出现发热症状。西医认为怕冷和发热的感觉主要是在皮肤内的末梢神经里存在着一种温度感受器，恶寒的产生，是由于皮肤上毛细血管收缩、热能不多，皮肤温度感受器接受的热量不多，因而出现冷的感觉。皮肤上末梢神经的温度感受器，相当于中医讲的卫气、肤表。因此这种怕冷说明是有表证的存在。如果新近恶风，没有发热，只吹风、吹电风扇时才感到有点怕冷，也属于风寒表证，属于《伤寒论》里面讲的太阳中风证。如果突然感到怕冷而且有里证症状存在，多属于里实寒证。

久病畏寒

久病畏寒是指经常怕冷，得温可缓，多属于里虚寒证。这种病人经常感到怕冷，一般不会发热，即使感受了外邪，往往也不是以发热为主要表现。这是因为病人阳气不足，不足以发热。

但寒不热，有新久之分。提示的是寒证，但没有明确里证或表证。表寒证和里寒证的区别，在于兼并的症状是里证还是表证。

2 但热不寒

但热不寒是指病人只有发热的感觉，并不怕冷。出现发热的原因有两种：一种是阳盛，一种是阴虚。多见于里热证，有时也可见表里同病，还有一种特殊情况是虚阳外越，就是虽然病人感到发热，但并不是实热证，是病人下焦阴寒过盛，仅有的一点阳气被阴寒所逼上浮，要离开人体，是病情比较严重的表现。根据发热的时间、发热的轻重、发热的部位、发热的特点、发热的伴随症状，以及发热的性质等不同，临床上有壮热、潮热、微热之分。

壮热

壮热是指病人高热，测量体温多在 39℃ 以上，而且持续不退。壮热属于里实证，为风寒之邪入里化热或温热之邪内传于里，邪盛正实，交争剧烈，里热炽盛，蒸达于外所致。

39.5℃

潮热是指按时发热，或按时发热加重、热势加重，如潮汐一样有定时。外感与内伤疾病皆可见潮热。

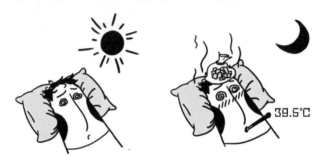

由于潮热的热势高低、持续时间不同，临床上又分为以下3种情况。

（1）阳明潮热：此种潮热多见于伤寒之阳明腑实证。其特点是热势较高，多在日晡（下午3~5点）时热势加剧，故又称日晡潮热。是由邪热蕴结胃肠，燥屎内结而致，病在阳明胃与大肠。

（2）湿温潮热：此种潮热多见于温病中的湿温病。其特点是午后热甚，兼见身热不扬（即初扪肌肤多不甚热，扪之稍久才觉灼手）。是湿热病特有的一种热型。

（3）阴虚潮热：此种潮热多见于阴虚证。其特点是午后或夜间低热，兼见颧红、盗汗、五心烦热（即胸中烦热，手足心发热）；严重者，有热自骨内向外透发的感觉，称为"骨蒸潮热"。由各种原因导致阴液亏少、虚阳偏亢而生内热。

微热

微热是指病人发热时间较长，热势较轻微，体温一般不超过 38℃，又称长期低热。可见于温病后期，内伤气虚、阴虚、小儿夏季热等病证。

温病后期，余邪未清，余热留恋，病人可出现微热持续不退。

由气虚而引起的长期微热，又称气虚发热。其特点是长期发热不止，热势较低，劳累后发热明显加重。其主要病机是脾气亏虚，中气不足，无力升发输布阳气，阳气不能宣泄而郁于肌表，故发热。劳则气耗，中气亦虚，阳气更不得输布，故郁热加重。

小儿在气候炎热时发热不已，至秋凉时不治自愈，称为小儿夏季热。多因小儿气阴不足（体温调节功能尚不完善），不能适应夏令炎热气候所致。

3　恶寒发热

恶寒与发热感觉并存者，称恶寒发热。它是外感表证的主要症状之一。出现恶寒发热症状的病理变化，是外感表证初起，外邪与卫阳之气相争的表现。外邪束表，郁遏卫阳，肌表失煦，故恶寒。卫阳失宣，郁而发热。

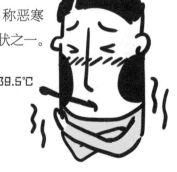

如果感受寒邪，可导致束表遏阳之势加重，恶寒症状显著；若感受热邪，助阳而致阳盛，则发热症状显著。

询问寒热的轻重不同表现，常可推断感受外邪的性质。如恶寒重，发热轻，多属外感风寒的表寒证。发热重，恶寒轻，多属外感风热的表热证。恶寒发热，并有恶风、自汗，脉浮缓，多属外感表虚证。恶寒发热，兼有头痛、身痛、无汗，脉浮紧，多属外感表实证。有时根据寒热邪轻正盛，恶寒发热皆轻；邪盛正实，恶寒发热皆重；邪盛正虚，恶寒重，发热轻。

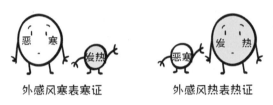

外感风寒表寒证　　　　外感风热表热证

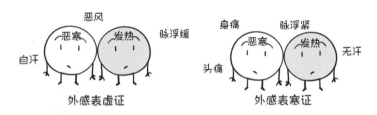

外感表虚证　　　　　外感表寒证

4 寒热往来

所谓寒热往来，就是恶寒与发热交替出现，怕冷时不发热，发热时不怕冷，界限非常明显。外邪侵入人体，在由

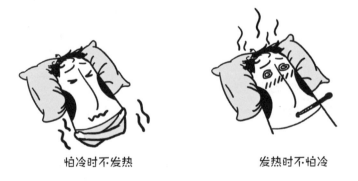

怕冷时不发热　　　　发热时不怕冷

表入里的过程中，邪气停留于半表半里之间，既不能完全入里，正气又不能抗邪外出，此时邪气不太盛，正气亦未衰，正邪相争处于相持阶段，正胜邪弱则热，邪胜正衰则寒，一胜一负，一进一退，故见寒热往来。

寒热往来无定时

寒热往来无定时就是说寒热往来没有固定的时间，不是恶寒 1 小时，再发热 1 小时，然后又恶寒 1 小时，寒和热出现的时间、长短不一，只是寒和热的症状是界限分明的。这种情况多为半表半里证的主要表现，其病机是邪正相争，邪正互为进退，就是邪气和正气争斗时，要么都向里进一点，要么都向表退一点。此时病情为邪气不是很盛，正气也不是很衰，正气胜邪则发热，邪气胜正就怕冷。

寒热往来有定时

寒热往来有定时多见于疟疾，古人认为疟疾是疟邪伏于半表半里的膜原，病位还是在半表半里，也是阴阳邪正纷争的一种表现。其他如妇女热入血室，有的也可以表现为寒热往来有定时。热入血室实际上是讲邪热伏于血分、阴分。按时寒热往来是由于邪气"舍于皮肤之内，与卫气并居。卫气者，昼日行于阳，夜行于阴，此气得阳而外出，得阴而内薄，内外相薄，是以日作"。就是邪气和卫气结合在了一起，邪气随卫气运行，卫气是五十周而复大会，就是说人体的气血阴阳是 24 小时转 50 圈，走到疟邪停聚的地方，邪正相争，恶寒发热就出现了。

问汗

汗是由津液所化生，在体内为津液，经阳气蒸发从腠理外泄于肌表则为汗液。

正常人在过劳、运动剧烈、环境或饮食过热、情绪紧张等情况下皆可以出汗，这属于正常现象。

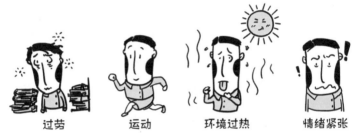

过劳　　　　运动　　　　环境过热　　　情绪紧张

发生疾病时，各种因素影响了汗的生成与调节，可引起异常出汗。发病时出汗也有两重性，一方面出汗可以排出致病的邪气，促进机体恢复健康，是机体抗邪的正常反应；另一方面汗为津液所生，过度出汗可以耗伤津液，导致阴阳失衡的严重后果。问汗时要询问病人有无出汗，出汗的时间、部位、汗量、出汗的特点、主要兼症以及出汗后症状的变化。通过问汗一可判断病邪性质，二可判断机体的阴阳盛衰，三可了解邪气是否有排出道路，并确定预后。

问汗时首先问病人有无出汗，若有汗出，接着问出汗的部位、时间、多少、质地等，质地就是问病人出的汗是稀还是稠、黏不黏手等。

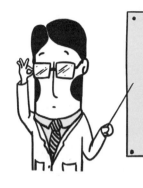

① 判断病邪性质

② 判断机体的阴阳盛衰

③ 了解邪气是否有排出道路，并确定预后

1 有汗无汗

无汗

表证无汗：指病人无汗出，伴有恶寒发热、头痛、身痛、脉浮等表证症状。这是因为寒导致毛窍闭合、寒性收引。在风、寒、暑、湿、燥、火六淫里面，寒是不出汗。

里证无汗：里证是内脏有病、久病，里证病人不出汗，一种是津血亏虚，缺乏物质基础，化汗无源；另一种是阳气亏虚，阳气不足，不能起蒸腾气化作用。

有汗

表证有汗：指病人有汗，伴有恶寒发热、头痛身痛、脉浮、鼻塞、流清涕、喷嚏等表证症状，多是风邪犯表或风热表证。

里证有汗：里证病人汗出，多半是里热证。若里虚证病人汗出，一是阳气亏虚，卫表不固，亡阳属于这种情况；另一种是阴虚内热，蒸化津液外泄，比如盗汗，一般属于这种情况。

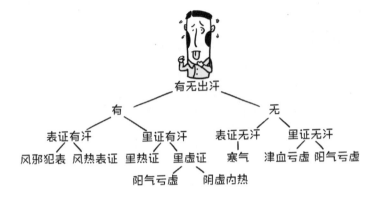

有无出汗

有　　　　　　　　　　　无

表证有汗　　　里证有汗　　　表证无汗　　里证无汗

风邪犯表　风热表证　里热证　里虚证　　寒气　　津血亏虚　阳气亏虚

阳气亏虚　　阴虚内热

2 特殊汗出

所谓特殊汗出，是指出汗的时间、汗质、汗量或汗色、伴随症状等方面具有特殊性。常见的有以下7种。

自汗

所谓自汗，就是"醒时经常出汗，活动尤甚"，清醒的时候出汗，活动时尤其明显。常见原因是气虚和阳虚，阳气亏虚，卫表不固。阳气虚，大脑皮层兴奋功能减退，皮层下各级排汗中枢脱掉抑制，就是上级指挥不灵，下面不听指挥

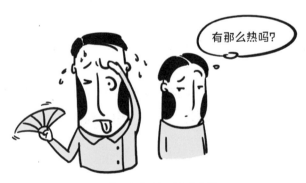

有那么热吗?

醒时经常出汗，活动尤甚

了，汗就从体表排出了。为什么活动以后明显呢？是因为动则气耗，所以活动则汗出加重。为什么睡着后就不出汗呢？是因为睡着后，大脑处于广泛的抑制状态，抑制状态属于阴，是阴盛的状态，阴盛就不出汗。

盗汗

盗汗是指睡觉时出汗，醒后则汗止。如果是因为被子盖得厚了，睡得很熟，没感觉到热，一觉醒来，出了好大一身汗，不能说这是盗汗。小孩子，纯阳之体，睡着了容易出汗，也不能说是盗汗。

盗汗的原因主要是阴虚内热，由于阴虚阳亢，产生了内热，病人本来阴液不足，阳气就偏亢，阴少了阳热就偏多。阳气、卫气日行于阳，夜行于阴。白天清醒的时候，卫气行于阳；入睡以后，阳气入于里，行于阴。卫阳入里，就像站岗的哨兵，大家都睡觉了，哨兵也不站岗了，也跑到里面去睡觉了，外面的卫气就空虚了，内热也就增加了。本身阴虚就生内热，里面的阳气多，卫气又往里面跑，里面有两个阳了，一个是卫阳，一个是内热，两个阳加在一起，就蒸化津液，卫表不固，津液就通过没有设岗的卫表跑到了体外，这就是盗汗。

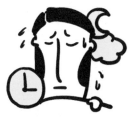

睡觉时出汗，睡醒后汗止

为什么醒来以后汗就止了呢？因为醒来以后，哨兵就是卫阳赶紧回到了体表站岗，内热得到减轻，卫表得到固密，汗也就止了。

绝汗

绝汗又称脱汗，是指病情危重的情况下突然大汗不止。暑天或在高温下作业时也会大汗淋漓，这不属于绝汗。绝汗是阴阳离决的表现。阴阳离决又分两种情况：①冷汗淋漓如水，出的汗是冷的，像水一样地流出来，"溃溃乎若坏都，汩汩乎不可止"，就像水库溃堤了一样。如何知道汗是冷的还是热的呢？如果病人的手、脚、胸部的皮肤是凉的，此时出了很多汗，就是冷汗。冷汗是阳气亡脱，津液外泄，是亡阳的一种表现。②汗热而黏如油，判断汗热就是摸一下身上是热的，甚至高热，由于阴液减少，所以汗的浓度比较高，摸上去黏手，这种叫作亡阴之汗。

战汗

战汗是指病情深重，先恶寒战栗而后汗出。判断战汗的前提是病人此时病势深重，因而与一般外感表证的情况不一样，外感表证虽然也经常表现为怕冷、发热、出汗，但病情比较轻，出了汗就好了。战汗是邪气埋伏在里面，正气奋起抗邪，正气发动了最后的追剿，动员全部正气与邪气斗争。恶寒是因为邪气伏在内部，要把阳气聚集到里面去攻敌，外面的阳气减少了，所以感到恶寒。战栗是横纹肌收缩的表现，收缩产生热能，聚集阳气与邪气相斗争，想将邪气排出去。若战汗后，病人神志清楚，体温降低，这是邪去正复的表现，是好现象。如果战汗后，病人仍然神志不清或烦躁不宁，高热不退，说明邪气仍在，但阳气却要被消耗完了，这是邪盛正衰的表现，预示病情将继续恶化。

冷汗

病情危重，阳气欲亡时会出现冷汗淋漓。还有阳气不足，受到恐吓、惊吓后也会出现冷汗。

热汗

热汗是指出的汗有热的感觉，当然属于热证，是里热熏蒸所致。

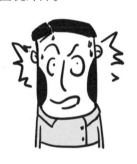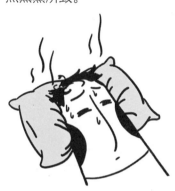

黄汗

黄汗一般不是肉眼见到出的汗呈黄色，而是汗出黏在衣服上，呈黄色，色如柏汁。黄汗多半因湿热交蒸所致。

3 局部汗出

头汗

"齐颈而还"，就是脖子以上出汗，脖子以下就不出汗了。头部出汗的原因较多，最常见的原因是湿热向上蒸腾，就像蒸饭、蒸食物一样，蒸笼的上面冒热气，所以头汗多半属上焦或中焦湿热。另外，元气将脱，虚阳上越也可见头上冷汗不止；吃辛辣食物、饮酒后也可见头上汗出。

半身汗

半身汗是指只有身体的一半出汗，或左半身，或右半身，或下半身，或上半身出汗。一般来说，有汗出的那一半是正常的，不出汗的那一半是不正常的，所以严格地说，半身汗应该是指半身无汗、半身不出汗。比如瘫痪、截瘫病人，常常是下半身不出汗，无汗、没有出汗的部位是病位所在，多半是病变半身的经络阻痹、经气不利、气血不畅所引起。

手足心汗

①手足心汗与阴虚内热而手足心发热的原因相同，属于阴虚内热、郁热所致。②阳明燥热，手足溅然汗出，这就是阳明腑实证，燥屎内结时易出现手足心出汗。③脾虚津液旁达于四肢，脾虚不能为胃行其津液，津液从四肢跑掉了。④中医说的营卫不和，西医说的自主神经功能紊乱，有的可表现为手足心出汗，但没有全身的证候表现。

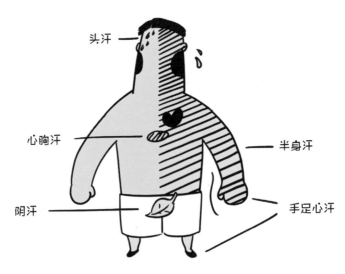

头汗

心胸汗

阴汗

半身汗

手足心汗

心胸汗

心胸汗指心下、剑突这个地方容易出汗。心胸出汗，可以是正常现象，心胸是阳气最旺盛的地方，通过汗把热能散发掉。也可见于心脾两虚、心肾不交、心神阴虚阳亢的病人。

阴汗

阴汗是指阴部出汗。外阴部出汗，多半是下焦湿热的表现。

问疼痛

疼痛是临床常见的一种自觉症状，患病机体的各个部位皆可发生疼痛，也经常是病人作为主诉来就诊的原因。问诊时应该问清病人疼痛的原因、性质、部位、时间、喜恶等。

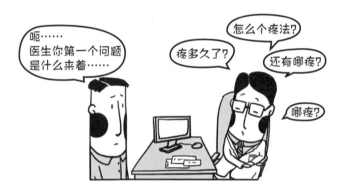

1 疼痛的原因

引起疼痛的原因很多，有外感，有内伤，病机有虚有实。

因实致痛：各种实邪停留于机体内部都可以导致疼痛，比如感受了风、寒、暑、湿、燥、火之邪，引起气滞、血瘀、痰饮、食积、虫积、结石等，这些邪气影响了气血的运行，气血运行不畅，就会"不通则痛"。疼痛的特点是：突然疼痛，疼痛比较剧烈，呈持续性，一按更疼。

因虚致痛：阳气亏虚，不能温煦，精血不足，不能充实，脏腑经脉失去阳气精血的濡养，就会"不荣则痛"。疼痛的特点是：疼痛时间较久，痛的程度较轻，有时是隐隐作痛，按后疼痛减轻，体质虚弱。

2 疼痛的性质

胀痛

胀痛指痛时还有胀的感觉。胀痛常在胸胁脘腹部出现，多半是由气滞引起。如果是头部、眼睛胀痛，则多是肝火、肝阳迫血妄行，使气血上壅所致。

刺痛

刺痛指疼痛如针刺一样。刺痛多因瘀血阻滞，血行不畅所致。

冷痛

冷痛指疼痛同时又寒冷的感觉。冷痛自然喜温，遇热痛会减轻，常见于腰脊、脘腹、四肢、关节等处。多因阳气亏虚，寒邪凝滞所致。

灼痛

灼痛指疼痛同时有灼热的感觉。生疮、生疖子、烫伤、烧伤后的痛就是灼痛。常见原因为阴虚、热盛。

重痛

重痛指疼痛同时有酸重的感觉。重痛常见于头部、四肢、腰部等，多由湿阻气机所致。

酸痛

酸痛指疼痛同时有酸软的感觉。酸痛多因湿邪侵袭肌肉关节，气血运行不畅所致，亦可因肾虚骨髓失养引起。

绞痛

绞痛指疼痛剧烈，如刀绞割的感觉。绞痛多因有形实邪阻闭气机，或寒邪凝滞气机所致。如肾结石、胆结石梗阻时，常出现绞痛；寒邪犯胃导致肚子突然疼痛，此时也多为绞痛。

空痛指疼痛同时有种空虚的感觉。常见于妇女经后，多是因气血亏虚，阴精不足，脏腑经脉失养所致。

隐痛指疼痛不剧烈，可以忍耐，但又感觉疼痛绵绵不休。多因阳气精血亏虚，脏腑经脉失养所致。

走窜痛

走窜痛指疼痛部位游走不定，或走窜攻冲作痛。风邪有走窜的特点，所以风邪偏胜导致的痹证多见四肢关节疼痛游走不定。气滞也会导致胸、胁、脘、腹疼痛走窜不定。

掣痛

掣痛指抽掣、牵引作痛，由一处疼痛牵连到另一处疼痛。最常见的掣痛如偏痹，也就是西医讲的坐骨神经痛，后面从腰部连着腿上、下肢的外侧一条线疼痛，多因经脉阻滞所致。又如胆石症、胆囊炎所致的疼痛可以放射到右肩部，这也是掣痛。

3 疼痛部位

头痛

头痛指整个头部或头的前后、两侧部位的疼痛。无论外感、内伤皆可引起头痛。外感头痛多由邪犯脑府，经络郁滞不畅所致，属实。内伤头痛多由脏腑虚弱，清阳不升，脑府失养，或肾精不足，髓海不充所致，属虚。脏腑功能失调产生的病理产物如痰饮、瘀血阻滞经络所致的疼痛，则或虚或实，或虚实夹杂。

凡头痛较剧，痛无休止，并伴有外感表现者，为外感头痛。如头重如裹，肢重者，属风湿头痛。凡头痛较轻，病程较长，时

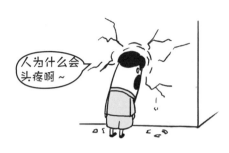

痛时止者，多为内伤头痛。如头痛隐隐，过劳则甚，属气虚头痛；如头痛隐隐，眩晕面白，属血虚头痛；头脑空痛，腰膝酸软，属肾虚头痛；如头痛晕沉，自汗便溏，属脾虚头痛；凡头痛如刺，痛有定处，属血瘀头痛；凡头痛如裹，泛呕眩晕，属痰浊头痛；凡头胀痛，口苦咽干，属肝火上炎头痛；凡头痛，伴恶心呕吐，心下痞闷，饮食不下，属食积头痛。

头部不同部位的疼痛，一般与经络分布有关，如头项痛属太阳经病，前额痛属阳明经病，头侧部痛属少阳经病，头顶痛属厥阴经病，头痛连齿属少阴经病。

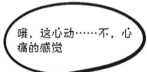

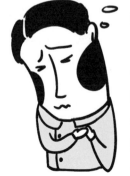

胸痛

常见的病变有胸痹、厥心痛、真心痛。胸痹是指一般的冠心病、心绞痛，厥心痛、真心痛是指心肌梗死，是真正心脏部位的疼痛。肺的热性病变，相当于西医讲的肺炎、急性肺炎，也可见胸痛。

胁痛

胁为肝胆所居之处，所以肝胆的病变、肝胆经络的病变，都可以出现胁痛。常见原因有肝胆病变（如胆石症、肝积、肝着、肝癌等）、郁热、湿热、火旺、阴虚、饮停胸胁等。

胃脘痛

胃脘，包括整个胃体。胃上口贲门称上脘，胃下口幽门称下脘，界于上下口之间的胃体称中脘。胃脘痛即指胃痛而言。凡寒、热、食积、气滞等病因及机体脏腑功能失调累及于胃，皆可影响胃的气机通畅，而出现疼痛症状。胃脘痛要分虚和实，食后痛剧，痛处拒按多为实证；食后痛减，痛处喜按多为虚证。

> 胃疼的我好委屈哦

腹痛

"腹"的范围很广，有大腹（脐以上部分，包括脘部、左上腹、右上腹，属脾胃及肝胆）、小腹（脐以下部分，属膀胱、胞宫、大肠、小肠）、少腹（即小腹两侧，是肝经经脉所过之处）、脐腹（即脐周围）等。

根据疼痛的具体部位和性质，可以测知疾病所在脏腑和病因病性。如大腹隐痛、便溏、喜温喜按者，属脾胃虚寒；小腹胀痛、小便不利者，为癃闭，病在膀胱；小腹刺痛、小

> 天呐，这无助的感觉

便不利者，多为膀胱蓄血；少腹冷痛牵引阴部者，为寒凝肝脉；绕脐痛，起包块，按之可移者，为虫积腹痛。凡腹痛暴急剧烈，胀痛拒按，得食痛甚者，多属实证。

腰痛

肋缘以下、臀部以上都属于腰部，腰为肾之府，带脉环绕于腰部，肾虚、带脉和经络的组织受伤、腰椎骨折等都可以导致腰痛。

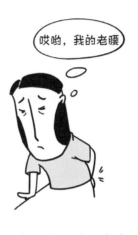

哎哟，我的老腰

根据疼痛的性质可以判断致病的原因。如腰部冷痛，以脊骨痛为主活动受限者，多为寒湿痹证。腰部冷痛，小便清长者，属肾虚。腰部刺痛固定不移者，属闪挫跌仆瘀血。

根据疼痛的部位，可判断邪留之处。如腰脊骨痛，多病在骨；痛以两侧为主，多病在肾；如腰脊痛连及下肢者，多病在下肢经脉。痛连腹，绕如带状，多病在带脉。

背痛

大椎以下，包括肩胛，后面肋缘以上都属于背部，背部是足太阳膀胱经所过的部位，中间有脊柱、脊髓，督脉行于脊内。背部疼痛，最常见的原因是寒凝太阳经、寒湿阻滞督脉等。除与膀胱经、督脉、脊髓、脊柱的病变有关外，还可以诊察内脏的病

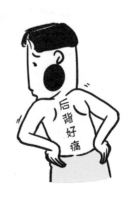

后背好痛

变，背部有内脏的腧穴所在，所以哪个腧穴上有明显的压痛点，可能与相关脏器有关系。

四肢痛

四肢痛多由风寒湿邪侵犯经络、肌肉、关节，阻碍气血运行所致，也有因脾虚、肾虚者。四肢游走性疼痛多属风寒湿痹；红肿热痛多属风湿热痹；痿软酸痛多属脾虚精亏；足跟酸痛多属年老体虚。

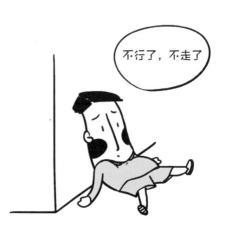

不行了，不走了

周身痛

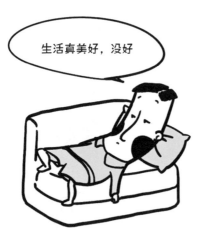

生活真美好，没好

周身痛是指全身很多地方都痛，分不清具体是哪儿痛。新病的周身痛多是感受了邪气，外感导致的浑身酸痛多见。长期卧床而周身痛，多是虚证，是气血不流畅的表现。

问周身其他不适

问周身其他不适，是指询问周身各部，如头、胸、胁、腹等处，除疼痛以外的其他症状。常见的有头晕、目眩、目涩、视力减退、耳鸣、胸闷、心悸、腹胀、麻木等。问诊时要询问有无其他不适症状及症状产生有无明显诱因、持续时间长短、表现特点、主要兼症等。

1 头晕

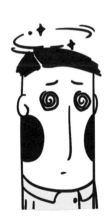

头晕是病人有一种眩晕的感觉，有时感到自己在旋转，站不稳；有时是看到周围的东西在转动。若头晕胀痛，口苦，易怒，脉弦数者，多因肝火上炎、肝阳上亢、脑神被扰所致。若头晕面白，神疲乏力，舌淡，脉弱者，多因气血亏虚，脑失充养所致。若头晕而重，如物缠裹，痰多，苔腻者，多因痰湿内阻，清阳不升所致。若头晕耳鸣，腰酸者，多因肾虚精亏，髓海失养所致。

2 目痛

引起目痛的原因很多，不仅眼科疾病可见目痛症状，而且一些全身疾病也可出现目痛症状。若目痛厉害，多半是实证；若目痛隐隐，多半是虚证。目痛色赤，就是平时常说的红眼病、火眼等，多为肝火上炎、肝阳上亢、风热上袭所致。青光眼眼压增高时也可以出现眼睛胀痛，脑瘤压迫了视神经，也可以出现目痛。

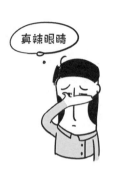

3 目眩

目眩，就是眼花，视物旋转动荡，如坐舟车，或眼前如蚊蝇飞舞。由肝阳上亢、肝火上炎、肝火化风及痰湿上蒙清窍所致者，多属实证。由气虚、血亏、阴精不足致目失所养引起者，多属虚证。

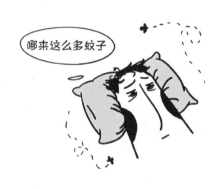

4 目涩

目涩是指目干燥涩滞，或似有异物入目等不适感觉。伴有目赤、流泪者，多属肝火上炎所致。若伴久视加重，闭目静养减轻者，多属血虚阴亏。

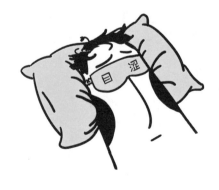

5 雀目

一到黄昏视物不清，至天明视觉恢复正常者称为雀目，又称夜盲。多因肝血不足或肾阴损耗，目失所养而致。

6 耳鸣

耳鸣是指病人自觉耳内鸣响，如闻蝉鸣或潮水声，或左或右，或两侧同时鸣响，或时发时止，或持续不停。临床有虚实之分。若暴起耳鸣声大，用手按而鸣声不减者，属实证，多因肝胆火盛所致；渐觉耳鸣，声音细小，以手按之，鸣声减轻者，属虚证，多由肾虚精亏，髓海不充，耳失所养而致。

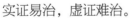

7 耳聋

耳聋是指病人听觉丧失的症状，常由耳鸣发展而成。新病突发耳聋者，多属实证，因邪气蒙蔽清窍，清窍失养所致；渐聋者，多属虚证，多因脏腑虚损而致。一般而言，虚证多而实证少，实证易治，虚证难治。

8 重听

重听是指听声音不清楚，往往引起错觉，即听力减退的表现。多因肾虚，或风邪侵袭所致。

9 胸闷

胸闷是指胸部有堵塞不畅、满闷不舒的感觉，亦称"胸痞""胸满"，多因胸部气机不畅所致。胸闷可出现于多种病证之中。

10 心悸、怔忡

在正常条件下，病人即自觉心跳异常，心慌不安，不能自主，称为心悸。若因惊而悸者，称为惊悸。心悸多为自发，惊悸多因惊而悸。怔忡是心悸与惊悸的进一步发展，心中悸动较剧，持续时间较长，病情较重。引起心悸的原因很多，主要是由心神浮动所致。如心阳亏虚，鼓动乏力；气血不足，心失所养；阴虚火旺，心神被扰；水饮内停，上犯凌心；痰浊阻滞，心气不调；气滞血瘀，扰动心神等，皆可使心神不宁而出现心悸、惊悸或怔忡的症状。

小·鹿又开始乱撞了

11 腹胀

腹胀是指腹部饱胀、满闷，如有物支撑的感觉，或有腹部增大的表现。引起腹胀的病因很多，有虚、实、寒、热

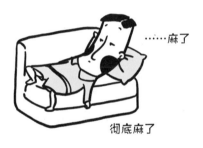

肚子好胀啊

之分。其病机总以气机不畅为主，虚则气不运，实则气郁滞。实证可见于寒湿犯胃、阳明腑实、食积胃肠、肝气郁滞、痰饮内停等证。虚证多见脾虚。腹部的范围较广，不同部位之腹胀可提示不同病变。如上腹部胀满，多属脾胃病变；小腹部胀满，多属膀胱病变；胁下部胀满，多属肝胆病变。

12 麻木

麻木是指知觉减弱或消失的症状，常见于头面、四肢部。多因气血不足，或风、痰、湿邪阻络，气滞血瘀等引起。其主要病机为经脉失去气血营养所致。

……麻了

彻底麻了

问饮食与口味

问饮食与口味，就是询问病人有无口渴、饮水多少、喜冷喜热、食欲情况、食量多少、口中有无异常的味觉和气味等情况。

口渴与饮水

口渴与饮水密切相关，但不完全相等。口渴指病人自觉口里面干渴，饮水是指实际饮水量的多少。有的病人虽然口干但是不太喝水，所以口渴和饮水不完全相等，但是密切相关。询问口渴和饮水，可以测知病人体内津液的盈亏。津液是指生理性的、有营养滋润作用的液体，津液的生成靠阳气的气化作用，所以通过病人口渴与饮水的情况，还可以测知阳气的气化、输布情况。询问病人是否口渴和饮水多少，可以了解其阴阳的盛衰，证候的寒热虚实、湿和燥。阳盛则热，热则必然口渴；阴盛则寒，寒则口不渴。寒证一般口不渴，热证一般口渴。阳气虚不能蒸发津液，可见口渴；阳气虚一般来说属于虚寒，所以又可见口不渴；阴虚一般有口渴；湿证应该口不渴；燥证口渴饮水。

问口渴与饮水，要注

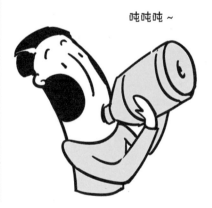

吨吨吨～

意询问病人口渴不渴、干不干？如果口渴，要进一步询问喝水多不多？大约喝多少？同时还要问，喝水后解不解渴？喜欢喝冷的还是喜欢喝热的？喜欢喝冷的一般来说属于热证，喜欢喝热的可能是阳气不足、痰饮内停。所以要注意加以询问。

口不渴饮　口不渴饮，本是一种正常现象，没有病的时候一般并不感到口渴，除了劳动或剧烈活动后，一般没有这个感觉。病人口不渴时，也不会有痛苦的感觉，所以口不渴饮并不是症状，但却可以反映人体津液和阳气的情况。口不渴说明津液未伤，即使患病，也多属于寒证或湿证。

口渴欲饮　口渴欲饮即口渴想喝水。要注意询问病人是生病以后才口渴欲饮水，还是平常就常觉口渴喜欢喝水。如果原来不太喝水，生病以后特别想喝水，则属于病理现象。

口渴多饮提示多属燥邪、热邪，津液受到损伤，阴液不足；也可能是阳气的气化作用减退，阳气不能蒸发水分、蒸腾津液，津液不能上潮于口，也可以出现口渴，这种口渴并不是津液的缺乏，而是由于阳气的亏虚，阳气不能够输布津液上潮，因而口渴，当然这种口渴肯定不会喝得太多，是"渴不多饮"，并且往往是"渴喜热饮"。

根据口渴的程度和特点，可以分为口微渴、口大渴、口渴引饮、渴不欲饮、渴欲饮冷。还一种就是病人经常睡醒后感到咽喉干燥，但水不一定喝得多，多半提示阴虚火旺。

食欲与食量

食欲是指对进食的一种要求，到时就饥饿、想吃饭，进食时有欣快感，吃起来很有味、很愉快。没有食欲的人，吃饭就像吃药一样，没有一种愉悦感。食量是指实际一次吃多少，有的人食欲好，但是不一定吃得多；有的人食欲不好、不想吃，但是为了使身体健康，为了生存，咬着牙也要每天吃一碗饭。食欲好的一般可能食量大，食欲差的一般食量少，但是两者不完全相等。询问病人的食欲和食量，可以判断病人脾胃功能的强弱及疾病的轻重和预后。

食欲减退

食欲减退，又称纳呆、纳少，即病人不思进食。对于食欲减退的病人，要特别注意询问病人是长期不想吃饭，还是得病以后近几天不想吃饭，或者是有什么心事导致不想吃饭。如果是新病导致的食欲减退，可能是机体正气抗邪的一种保护性反应。如果是久病食欲减退，并见面萎神疲，多是脾胃虚弱或其他脏腑有病影响到了脾胃的运化功能。如果是有心事导致的食欲减退，则可能是肝气郁结导致的。若食少伴见纳呆，纳呆就是病人本身对进食没有要求，让他吃，他也吃，多是湿邪困脾、食滞胃脘的表现。

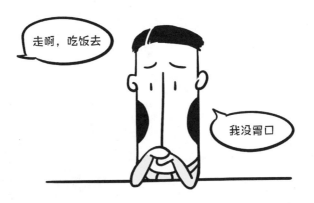

厌食

　　厌食是指不想吃饭，看见东西就讨厌，多因伤食所致。若厌恶食物且有嗳腐脘胀的症状，多是食积胃脘所致。若厌食油腻，脘腹胀满，多是脾胃湿热所致。若厌食油腻，胁肋胀痛，多是肝胆湿热所致。若妇女妊娠初期，厌食呕吐者，多为妊娠恶阻。

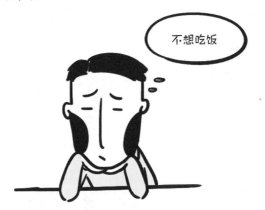

**多食
易饥**

　　多食易饥，也称消谷善饥，是指病人吃得多，但食后不久即感到饥饿，临床多伴有身体逐渐消瘦等症状，可见于胃火亢盛、胃强脾弱等证，亦可见于消渴病。

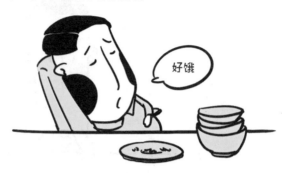

饥不欲食

　　饥不欲食，是指病人感觉饥饿但又不想进食，或进食很少。一种原因是胃阴亏虚，难以腐熟食物，进食后感到不舒服，所以有饥不欲食的感觉。还有一种是蛔虫内扰，因为身体内有蛔虫寄生，吃了食物后，蛔虫闻食窜扰不宁，一扰乱，病人就觉得胃不舒服，甚至有种嘈杂疼痛感，所以病人饿了也不想进食。

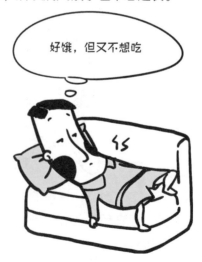

偏嗜食物或嗜食异物

中医认为，过食或偏食某一种食物，都会致病，如过食肥甘，容易生痰湿；过食辛辣，可以导致火盛等。若小儿异嗜，喜欢吃泥土、生米等异物，多属虫积。若妇女已婚停经而嗜食酸味，多为妊娠。

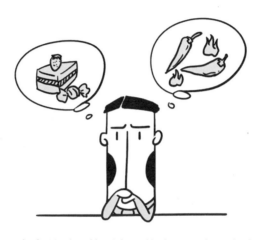

食量变化

生病以后，若原来不能吃，现在逐渐吃得多了，多是胃气逐渐恢复的一种表现。如果食欲逐渐减退，食量也逐渐减少，多是脾胃功能逐渐虚弱的表现。还有一种情况是危重病人原已长期不能进食，却突然想吃什么东西，而且吃得比平时多不少，这种多是胃气即将败绝的表现，多见于回光返照病人。

口味

口味是指病人口中的异常味觉。

口淡

口淡是指口的味觉功能减退了，吃什么东西都尝不到味，多为脾胃虚寒、寒湿中阻导致。

口甜

口甜是在没有吃糖时口里面也出现甜的味道，多为湿热蕴脾所致。

口黏腻

口黏腻是口里面有一种黏滞的感觉，多半因痰热、湿热、寒湿所致。

口酸

口酸是口里面有一种酸的味觉，甚至口中泛酸水，一是由伤食所致，二是由肝胃郁热所致。

口苦

口苦是口中有一种苦的味觉，多为心火上炎、肝胆火旺所致。

口涩

口涩是口中有种涩滞的感觉，就像吃了生柿子一样，多半是燥热伤津的表现。

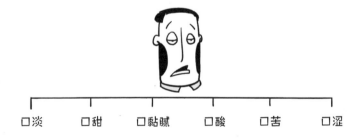

| □淡 | □甜 | □黏腻 | □酸 | □苦 | □涩 |

问二便

一、问大便

健康人一般每日或隔日大便一次，也有一天解两次的，为黄色成形软便，排便通畅。若脏腑功能失调，则会出现排便次数和排便感觉异常。

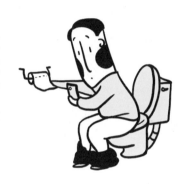

1 便次异常

大便次数异常，最常见的有两种，一种是便秘，一种是泄泻。

便秘　便秘即大便秘结，是指粪便在肠内滞留过久，排便间隔时间延长，便次减少，或排便时间虽不延长，但排便困难者，多由大肠传导功能失常所致。可见于胃肠积热、气机郁滞、气血津亏、阴寒凝结等证。

泄泻　泄泻也称便溏或溏泻，即大便稀软不成形，甚则呈水样，排便间隔时间缩短，便次增多者。多由脾胃功能失调，水停肠道，大肠传导亢进所致。可见于脾虚、肾阳虚、肝郁乘脾、伤食、湿热蕴结大肠、感受外邪等证。

2 排便感觉异常

排便感觉异常，是指排便时有明显不适的感觉，常有以下几方面的变化。

肛门灼热　　肛门灼热是指排便时肛门有烧灼感。多由大肠湿热蕴结而致。可见于湿热泄泻、暑湿泄泻等证。

排便不爽　　排便不爽是指腹痛且排便不通畅，而有滞涩难尽之感。多由肠道气机不畅所致。可见于肝郁犯脾、伤食泄泻、湿热蕴结等证。

里急后重　　里急后重是指腹痛窘迫，时时欲泻，肛门重坠，便出不爽。紧急而不可耐者，称为里急；排便时，便量极少，肛门重坠，便出不爽，或欲便又无者，称为后重，二者合称为里急后重，是痢疾的主症之一。多因湿热之邪内阻，肠道气滞所致。

滑泻失禁　　滑泻失禁即久泻不愈，大便不能控制，呈滑出之状，又称滑泻。多因久病体虚，脾肾阳虚，肛门失约而致。可见于脾阳虚衰，肾阳虚衰，或脾肾阳虚等证。

肛门重坠　　肛门重坠即肛门有重坠向下之感，甚则肛欲脱出。多因脾气虚衰，中气下陷而致。

二、问小便

正常人一天的尿量为 1000~1800ml，尿次白天 3~5 次，夜间 0~1 次。排尿次数、尿量受饮水、气温、出汗、年龄、疾病等因素影响。若机体的津液营血不足，气化功能失常，水饮停留等，即可使排尿次数、尿量及排尿时的感觉出现异常情况。

1 尿量异常

尿量异常，是指每天的尿量过多或过少，超出正常范围。

尿量增多

尿量增多多因寒凝气机，水气不化，或肾阳虚衰，阳不化气，水液外泄而量多。可见于虚寒证、肾阳虚证及消渴病等。

尿量减少

尿量减少多因机体津液亏乏，尿液化源不足，或尿道阻滞，或阳气虚衰，气化无权，水湿不能下入膀胱而泛溢于肌肤而致。可见于实热证、汗吐下证、水肿病及癃闭、淋证等。

2 排尿次数异常

排尿次数异常，是指每天的尿次过多或过少，超出正常范围。

排尿次数增多

排尿次数增多又称小便频数，总由膀胱气化功能失职而致。多见于下焦湿热、下焦虚寒、肾气不固等证。

排尿次数减少

排尿次数减少可见于癃闭。

3 排尿异常

排尿异常是指排尿感觉和排尿过程发生变化，出现异常情况，如尿痛、癃闭、尿失禁、遗尿、尿闭等。

小便涩痛

小便涩痛即排尿不畅，且伴有急迫灼热疼痛感，多为湿热下注膀胱，灼伤经脉，气机不畅而致。可见于淋证。

癃闭

小便不畅，点滴而出为"癃"；小便不通，点滴不出为"闭"，统称为"癃闭"，有虚实之分。实证多为湿热蕴结、肝气郁结或瘀血、结石阻塞尿道而致。虚证多为年老气虚，肾阳虚衰，膀胱气化不利而致。

余沥不尽

余沥不尽是指小便后点滴不尽。多为肾气不固所致。

小便失禁

小便失禁是指小便不能随意识控制而自行溢出的症状。多为肾气不足，下元不固，或下焦虚寒，膀胱失煦，不能制约水液而致。若病人神志昏迷且小便失禁，则病情危重。

遗尿

遗尿是指睡眠中小便自行排出，俗称"尿床"，多见于儿童。多因膀胱失于约束所致。可见于肾阴、肾阳不足，脾虚气陷等证。

问睡眠

睡眠与人体卫气循行和阴阳盛衰有关。在正常情况下，卫气昼行于阳经，阳气盛，则人醒；夜行于阴经，阴气盛，则入睡。问睡眠，要注意了解病人有无失眠或嗜睡，睡眠时间的长短、入睡难易、有梦无梦等。

临床常见的睡眠失常有失眠和嗜睡。

1 失眠

失眠又称"不寐""不得眠"，是指经常不易入睡，或睡而易醒，不易再睡，或睡而不酣，易于惊醒，甚至彻夜不眠的表现。其病机是心阴不足，阳不入阴，神不守舍。气血不足，神失所养，或阴虚阳亢，虚热内生，或肾水不足，心火亢盛等，皆可扰动心神，导致失眠，属虚证。

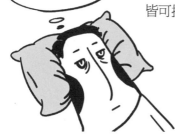

黑夜如此漫长

痰火、食积、瘀血等邪火上扰，心神不宁，亦可出现失眠，属实证。可见于心脾两虚、心肾不交、肝阳上亢、痰火扰心、食滞胃肠等证。

2 嗜睡

嗜睡，又称多眠，是指神疲困倦，睡意很浓，经常不自主地入睡。

其轻者神志清楚，呼之可醒而应，精神极度疲惫，困倦易睡，或似睡而非睡的状态，称为"但欲寐"。如日夜沉睡，呼应可醒，神识朦胧，偶可对答，称为"昏睡"，多为神气不足而致。湿邪困阻，清阳不升，或脾气虚弱，中气不足，不能上荣，皆可使精明之府失于清阳之荣，故出现嗜睡，可见于湿邪困脾、脾气虚弱等证。若心肾阳衰，阴寒内盛，神气不振，可出现似睡非睡的但欲寐。可见于心肾阳衰证。

若邪扰清窍，热蔽心神，即可出现神识朦胧，昏睡不醒，可见于温热病，热入营血，邪陷心包之证，也可见于中风病。大病之后，精神疲惫而嗜睡者，是正气未复的表现。

好困啊

问经带

妇女有月经、带下、妊娠、产育等生理特点，发生疾病时，常能引起上述方面的病理改变。因此，对青春期后的女性病人，除了一般的问诊内容外，还应注意询问其经、带等情况，作为妇科或一般疾病的诊断与辨证依据。

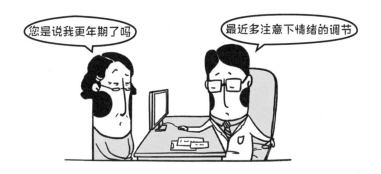

一、问月经

月经是发育成熟的女子有规律的、周期性的胞宫出血。正常的月经周期是每月（28 天左右）1 次，每次行经3~5 天，经量 50~100ml，颜色正红，质地不稀不稠，没有夹块。

1 **经期异常**

经期异常主要表现为月经先期、月经后期和月经先后不定期。

月经先期

连续 2 个月经周期或以上，出现月经来潮提前 7 天以上，称为月经先期。多因血热妄行，或气虚不摄而致。

月经后期

连续 2 个月经周期或以上，出现月经来潮延后 7 天以上，称为月经后期。多因血寒、血虚、血瘀而致。

月经先后不定期

连续 2 个月经周期或以上，月经时而提前，时而延后达 7 天以上者，称为月经先后不定期，又称月经紊乱。多因情志不舒，肝气郁结，失于条达，气机逆乱，或者脾肾虚衰，气血不足，冲任失调，或瘀血内阻，气血不畅，经期错乱所致。

2 经量异常

经量的异常主要表现为月经过多和月经过少。

月经过多

每次月经量超过 100ml，称为月经过多。多因血热妄行，瘀血内阻，气虚不摄而致。

月经量少

每次月经量少于 30ml，称为月经过少。多因寒凝，经血不至，或血虚，经血化源不足，或血瘀，经行不畅而致。

崩漏

崩漏是指非正常行经期间阴道出血的症状。临床以血热、气虚最为多见。血得热则妄行，损伤冲任，经血不止，其势多急骤。脾虚，中气下陷，或气虚，冲任不固，血失摄纳，经血不止，其势多缓和。此外，瘀血也可致崩漏。

经闭

经闭也称闭经，指女子年逾 18 周岁，月经尚未来潮，或已行经，未受孕、不在哺乳期，而又停经达 3 个月以上的症状。经闭可由多种原因造成，其病机总不外经络不畅，经血闭塞，或血虚血枯，经血失其源泉，闭而不行。可见于肝气郁结、瘀血内阻、湿盛痰阻、阴虚、脾虚等证。

闭经应注意与妊娠期、哺乳期、绝经期等生理性闭经，以及青春期、更年期因情绪、环境改变而致一时性闭经和暗经加以区别。

3 经行腹痛

经行腹痛指在行经期间，或行经前后，出现小腹部疼痛的症状，亦称痛经。多因胞脉不利，气血运行不畅，或胞脉失养所致。可见于寒凝、气滞血瘀、气血亏虚等证。若行经腹痛，痛在经前者属实，痛在经后者属虚。按之痛甚者为实，按之痛减者为虚。得热痛减者为寒，得热痛不减或益甚者为热。绞痛者为寒，刺痛、钝痛、闷痛者为血瘀，隐隐作痛者为血虚，持续作痛者为血瘀。时痛时止者为气滞，胀痛者为气滞血瘀。气滞为主者胀甚于痛，瘀血为主者痛甚于胀。

二、问带下

带下是阴道内出现、存在的一种少量的蛋清一样的分泌物，没有臭气，能对阴道起润滑、濡润作用的一种物质。询问的时候要问带下的量、色、质和气味有什么变化。

正常的、生理性的带下，颜色是乳白色，量不多。如果带下量增加，或者是一点带下都没有，这都不正常。妇女在生育期，阴道里面应当有一定的分泌物，如果一点都没有，出现干涩，属于病态；太多，亦是病态。

1 白带

白带指带下色白量多，质稀如涕，淋漓不绝而无臭味的症状，多因脾肾阳虚或寒湿下注所致。

2 黄带

黄带是指带下色黄，质黏臭秽的症状，多因湿热下注或湿毒蕴热所致。

3 赤白带

赤白带是指白带中混有血液，赤白杂见的症状，多因肝经郁热或湿毒蕴结所致。若绝经后仍见赤白带淋漓不断者，要注意是否为肿瘤引起。

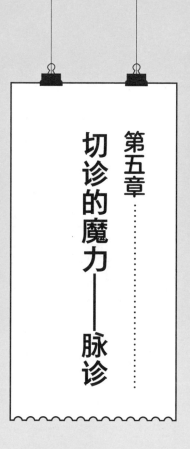

第五章

切诊的魔力——脉诊

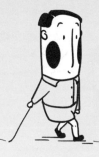

脉、脉象与脉诊

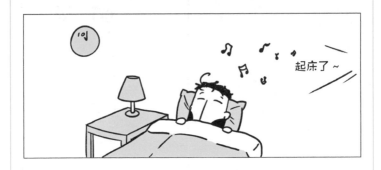

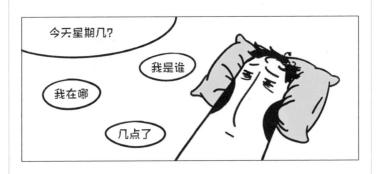

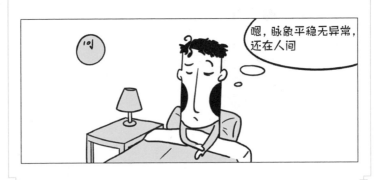

一、脉

在我国古代，凡贯通之物、联络成为一体而有条理者，均称之为脉，如山脉、水脉、地脉、经脉、血脉等。血脉和经脉是中医学中常用到的两个概念，血脉是人体血液运行的管道，经脉是古代医家用"经"和"络"对全身血脉进行概括与分类的一种概念。

二、脉象

脉象是手指感觉脉搏动的形象，或称为脉动应指的形象。一般包括脉位的深浅，脉体的大小，脉的张力、频率、节律、幅度、流利程度、气势以及有力无力等方面的变化。

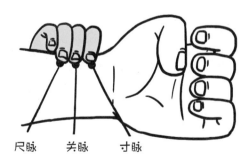

尺脉   关脉   寸脉

三、脉诊

脉诊，又称切脉、诊脉、候脉等，是医生用手指对病人身体特定部位的动脉进行切按，通过医生体察脉搏跳动的情况，形成一个跳动的形象，即脉象，根据这个形象来了解病人的病情。由于脉象是脉搏跳动的形象，因此对健康人和患病的人都可以诊脉。

脉诊的原理与诊脉部位

一、脉诊的原理

1 心、脉是形成脉象的主要脏器

脉搏跳动，形成脉象，作为组织器官，主要是心脏和脉管。一是靠心脏的跳动，心脏如果不跳动，脉搏就不会出现，所以脉动是源于心，"心动应脉，脉动应指"。心脏跳动就反映在脉搏上，脉搏的跳动情况，医生的手指可以体会到，所以心脏是动力。二是靠脉管的舒缩，心脉相连，只有心脏没有脉管也不行，脉管是气血运行的通道，能够约束、控制、推动血液向前运动，使血液在血管里面运行，脉管也有推动作用，血管扩张以后，自身可以收缩，收缩时也有挤压作用，所以心和脉是脉象形成的主要器官。

2 气和血是形成脉象的物质基础

气和血是脉象形成的物质基础。脉管里面跑的、心脏压出来的是血液，没有血液也不能形成脉象。脉赖血以充、赖气以行，需要血液的充足，依靠气的推动。如果血不充足，脉搏肯定细，如果心和脉管的气

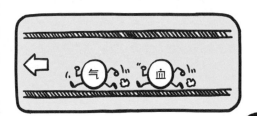

不足，那么脉搏跳动的力量就不够，出现虚弱的脉象；心脏跳动很有力，脉搏也就显得有力，所以气和血是形成脉象的物质基础。

3 其他脏腑与脉象形成的关系

其他脏腑与脉象形成也有关系。心主血脉，不仅是心、血、脉这三个方面，也不仅是功能、物质、器官的关系，和其他脏腑也有关系。比如说肺主气，就是说肺呼吸的氧气和水谷之气相结合，形成宗气。肺和心的主要功能，一个是主气，一个是主血，心和肺都居于上焦，二者是君相的关系，好比皇帝和宰相的关系。肺朝百脉，肺对推动血液运行也能起帮助作用。

脾胃能运化水谷精微。血是脉象的物质基础，血是从哪里来的呢？脾胃为气血生化之源。因此，脾胃的功能与血和脉搏有关系。同时，脾还有统血的功能，脾的功能旺盛，有约束力，就能够控制血液运行，使血沿着一定的道路运行，所以脾和脉象有关系。

肝的主要功能是疏泄，肝主疏泄，能够贮藏血液、调节血量，人卧血归于肝，动则血行诸经。比如说肝窦里面原来贮藏了一些血液，活动的时候，肝脏能把这些血释放出来，参与到血液循环里面去，如果血液需要减少的时候，肝又将它贮藏起来了。所以肝能够贮藏血液，调节血量。

肾藏精，是全身阴阳之本，精还具有生血的作用。

因此，诊脉能判断病情与心、脉、气血有直接关系，与肺、脾、肝、肾有间接关系。

二、诊脉的部位

历史上关于诊脉部位有多种记载。《素问·三部九候论》有三部九候诊法；《灵枢·终始》提出人迎寸口相参合的诊法；《素问·五脏别论》有独取寸口可以诊察全身状况的论述。汉代张仲景吸取人迎、寸口脉相比较的思路，在《伤寒杂病论》中常用寸口、趺阳或太溪的诊法。"独取寸口"的理论，经《难经》的阐发，到晋代王叔和的《脉经》，不仅理论上已趋完善，方法亦已确立，从而得到推广运用，一直沿用至今。

三部九候诊法

三部九候诊法，也叫作遍诊法，就是全面的诊、普遍的诊。全身的脉都诊。三部九候诊法见于《素问·三部九候论》曰："人有三部，部有三候，以决死生，以处百病，以调虚实，而除邪疾。"人有三部，每一部里面有三个候，通过三部九候就可以判断全身的疾病，判断预后，了解病变的虚实。遍诊法分为上、中、下三部。头上、手上、脚上三部，头上也按、手上也按、脚上也按。全身都按到了，并且每一个部位还按三个地方，这样把全身都诊遍了。

通过按三部九候的有关动脉了解全身各个脏腑经脉的状况，以此诊断疾病。三部就是指头部、手部、足部，九候就是每一个部位，又分为天、地、人三候。天在上面，地在下面，人在中间，头、手、足三部是上、中、下，每一部又分天、地、人三候，也就是上、中、下三候，就形成了三部九候。

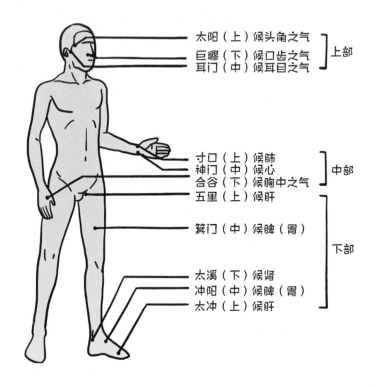

太阳（上）候头角之气
巨髎（下）候口齿之气 } 上部
耳门（中）候耳目之气

寸口（上）候肺
神门（中）候心 } 中部
合谷（下）候胸中之气

五里（上）候肝
箕门（中）候脾（胃）
太溪（下）候肾 } 下部
冲阳（中）候脾（胃）
太冲（上）候肝

人迎寸口诊法

人迎寸口诊法是诊两个部位：一个是人迎，一个是寸口，将两个部位的脉动互相参照，用来进行诊断的一种方法。这种方法出于《灵枢·终始》："持其脉口人迎，以知阴阳有余不足，平与不平。"

寸口（桡动脉）也就是我们平常诊脉的部位，主要反映内脏的情况。人迎（颈总动脉）就是耳朵下面的颈部，可以摸到有脉搏跳动，主要反映体表的情况。

正常人一般两个地方脉动差不多，力量大小差不多。但在疾病情况下，二者就有可能不同了，人迎脉大于寸口脉一倍、两倍，甚至三倍，这是人迎脉大，说明疾病由表入里，并以表邪盛为主；如果人迎脉大于寸口脉的四倍则名为"外格"，属危重证候。如果寸口脉大于人迎脉的一倍、两倍、三倍时，说明寒邪在里或内脏阳虚；如果寸口脉大于人迎脉的四倍则名为"内关"，脉大而数者亦为危重征象。

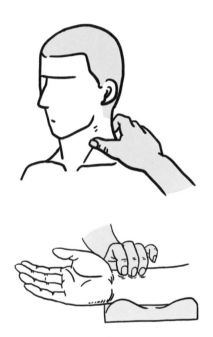

仲景"三部诊法"

张仲景在《伤寒杂病论》中常用寸口、趺阳、太溪三部诊法。三部诊法是以诊寸口脉候脏腑病变，诊趺阳脉候胃气，诊太溪脉候肾气。现在这种方法多在寸口无脉搏或观察危重病人时运用。如果两手寸口脉象十分微弱，而趺阳脉尚有一定力量时，说明病人的胃气尚存，还有救治的可能；如果跗阳脉难以触及，说明病人胃气已绝，恐难救治。

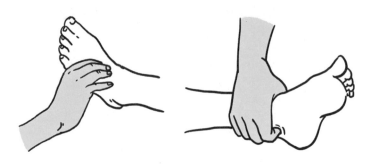

寸口诊脉法

寸口又称气口或脉口。寸口诊脉法是指切按桡骨茎突内侧一段桡动脉的搏动，根据桡动脉的跳动情况，以推测人体生理、病理情况的一种诊察方法。

1 寸口诊脉的部位

寸口脉分为寸、关、尺三部。通常以腕骨高骨（桡骨茎突）为标记，其内侧的部位为关，关前（腕侧）为寸，关后（肘侧）为尺。两手各有寸、关、尺三部，共六部脉。寸、关、尺三部又可施行浮、中、沉三候。

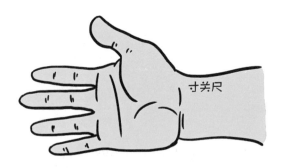

寸关尺

2 寸口诊脉的原理

《素问·五脏别论》说："胃者水谷之海，六腑之大源也。五味入口，藏于胃，以养五脏气，气口亦太阴也。是以五脏六腑之气味，皆出于胃，变见于气口。"《难经·一难》指出："十二经皆有动脉，独取寸口，以决五脏六腑死生吉凶之法，何谓也？然，寸口者，脉之大会，手太阴之脉动也。"以上说明诊脉独取寸口的依据。

（1）寸口部为"脉之大会"。寸口脉属手太阴肺经之脉，气血循环流注起始于手太阴肺经，营卫气血遍布周身，又终止于肺经，复会于寸口，为十二经脉的始终。脉气流注肺而总汇聚于寸口，故全身各脏腑生理功能的盛衰、营卫气血的盈亏均可从寸口部的脉象上反映出来。

（2）寸口部脉气最明显。寸口部是手太阴肺经经穴经渠和输穴太渊的所在处，为手太阴肺经经气流注和经气渐旺，以至达到最旺盛的特殊反应点，故前人有"脉会太渊"之说，其脉象变化最有代表性。

（3）寸口脉可反映宗气的盛衰。肺脾同属太阴经，脉气相通，手太阴肺经起于中焦，而中焦为脾胃所居之处，脾将通过胃所受纳腐熟的食物之精微上输于肺，肺朝百脉而将营气与呼吸之气布散至全身，脉气变化见于寸口，故寸口脉动与宗气一致。

（4）寸口处为桡动脉，位于桡骨茎突处，其行径较为固定，解剖位置亦较浅表，毗邻组织比较分明，方便易行，便于诊察，且脉搏强弱易于分辨。同时，诊寸口脉沿用已久，在长期医疗实践中，积累了丰富的经验，所以说寸口部为诊脉的理想部位。

3 寸口脉的分候

关于寸关尺分候脏腑，文献记载有不同说法，但多以"左手的寸、关、尺反映心、肝、肾，右手的寸、关、尺反映肺、脾、命"为主。

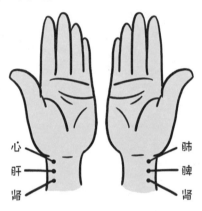

脉诊的方法

一、诊脉的时间选择

诊脉的时间，以清晨（平旦）未起床、未进食时为最佳。由于脉象是非常灵敏的生理与病理信息，它的变化与气血的运行有密切关系，并受饮食、运动、情绪等方面因素的影响。清晨未起床、未进食时，机体内外环境比较安定，脉象能比较准确地反映机体的基础生理情况，同时也比较容易发现病理性脉象。

然而，这样的要求一般很难做到，特别是对门诊、急诊的病人，要及时诊察病情，不能拘泥于平旦。此时诊脉应保持诊室安静，且应让病人在比较安静的环境中休息片刻，以减少各种因素的干扰，这样诊察到的脉象才能比较准确地反映病情。

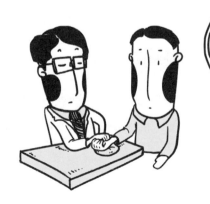

二、诊脉的体位

诊脉时病人的正确体位是正坐或仰卧，前臂自然向前平展，与心脏置于同一水平，手腕伸直，手掌向上，手指自然放松，在腕关节下面垫一松软的脉枕，使寸口部充分暴露伸展，保证气血畅通，便于诊察脉象。如果是侧卧，下面手臂受压；或上臂扭转，脉气不能畅通；或手臂过高或过低，与心脏不在一个水平面时，都可能影响气血的运行，使脉象失真。

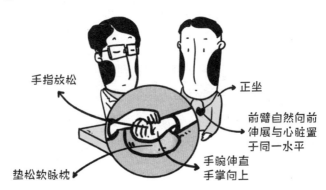

手指放松

正坐

前臂自然向前
伸展与心脏置
于同一水平

垫松软脉枕

手腕伸直
手掌向上

三、诊脉的指法

指法是指医生诊脉的具体操作方法。正确而规范地运用指法，可以获得比较丰富而准确的病理信息。临床诊脉常用的指法，可概括为选指、布指和运指等。

1 ▶ 选指

医者在诊脉时应当选用左手或右手的食指，中指和无名指指目，手指指端平齐，手指略呈弓形倾斜，与受诊者体表约呈45°角为宜，因为这样的角度可以使指目紧贴于脉搏搏动处。指目即指尖和指腹交界棱起处，与指甲二角连线之间的部位，形如人目，是手指触觉比较灵敏的部位，而且推移灵活，便于寻找指感最清晰的部位，并可根据需要适当地调节指力。

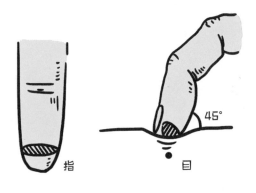

如脉象细小时，手指着力点可偏重于指目前端；脉象粗大时，着力点偏重于指目后端。指尖的感觉虽灵敏，但因有指甲，不宜垂直加压。指腹的肌肉较丰厚，用指腹切脉有时会受医者自身手指动脉搏动的干扰。容易产生错觉。所以诊脉时三指平按或垂直下指都是不合适的。

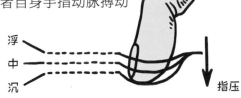

2 布指

医生下指时，先以中指按在掌后高骨内侧动脉处，称为中指定关，然后用食指按在关前（腕则）定寸，用无名指按在关后（时侧）定尺。

切脉时布指的疏密要得当，要与病人手臂长短和医生的手指粗细相适应，病人的手臂长或医者手指较细者，布指宜疏；反之宜密。小儿寸口部位甚短，一般多用"一指（拇指或食指）定关法"，而不必细分寸、关、尺三部。

3 运指

运指是指医生布指之后，运用指力的轻重、挪移及布指变化以诊察、辨识脉象。常用的指法有举、按、寻、总按和单诊等。

举法

举法指医生的手指较轻地按在寸口脉搏跳动部位以体察脉象。用举的指法取脉又称为"浮取"。

按法

按法指医生手指用力较重，甚至按到筋骨以体察脉象。用按的指法取脉又称为"沉取"。

寻法

寻即寻找的意思，指医生手指用力不轻不重，按至肌肉，并调节适当指力，或左右推寻，以细细体察脉象。用力不轻不重，按至肌肉而取脉的方法，又称为"中取"。

总按

总按即三指同时用大小相等的指力诊脉的方法，从总体上辨别寸关尺三部和左右两手脉象的形态、脉位、脉力等。

单诊

单诊是指用一个手指诊察一部脉象的方法。主要用于分别了解寸、关、尺各部脉象的位、次、形、势等变化特征。

临床时一般三指均匀用力，但亦可三指用力不一，总按和单诊配合运用，以求全面捕获脉象信息。

四、诊脉的平息

医者在诊脉时要保持呼吸自然均匀，清心宁神，以自己的呼吸计算病人的脉搏至数。平息的主要意义有二：一是指以医生的一次正常呼吸为时间单位，来测量病人的脉搏搏动次数。正常人呼吸每分钟 16~18 次，每次呼吸脉动 4~5 次，正常人的脉搏次数为每分钟 72~80 次，由此可见，凭医生的呼吸对病人的脉搏进行计数的方法是有科学根据的。二是在诊脉时平息，有利于医生思想集中，专注指下，以便仔细地辨别脉象，即所谓"持脉有道，虚静为保"。诊脉时最好不要问诊，以避免分散医生精力，避免病人由于情绪波动而引起脉象的变化。

五、诊脉的五十动

五十动是指医生对病人诊脉的时间一般不应少于 50 次脉搏跳动的时间。临床上每次诊脉每手应不少于 1 分钟，两手以 3 分钟左右为宜。若诊脉时间过短，则不能仔细辨别脉象的节律变化；若诊脉时间过长，则因指压过久亦可使脉象发生变化，所诊之脉有可能失真。古人提出诊脉需要诊"五十动"，其意义有二：一是有利于仔细辨别脉搏的节律变化，以尽量减少或避免漏诊脉搏节律不齐的促、结、代，或者是时快时慢、三五不调等脉象，如若在脉搏跳动50次中不见节律不齐的脉象，则以后的脉搏跳动也就一般不会出现了；二是提醒医者在诊脉时态度要严肃认真，不得随便触按而草率从事。

六、诊脉的脉象要素

脉象的辨识主要依靠手指的感觉。脉象的种类很多，中医文献常从位、次、形、势4个方面加以分析归纳，它与脉搏的频率、节律，显现的部位、长度，宽度，脉管的充盈度、紧张度，血流的通畅流利度，心脏搏动的强弱等因素有关。掌握这些脉象要素，对于理解各种脉象的特征及形成机制，可起到执简驭繁的作用。

脉位　脉位指脉搏跳动显现部位的深浅和长度。每次诊脉均应诊察脉搏显现部位的浅深、长短。正常脉搏的脉位不浮不沉，中取可得，寸、关、尺三部有脉。如脉位表浅者为浮脉；脉位深沉者为沉脉；脉搏超越寸、关、尺三部者为长脉；脉动不及寸、尺者为短脉。

脉次

脉次指脉搏跳动的至数和节律。每次诊脉均应诊察脉搏的频率快慢和节律是否均匀。正常成人一息脉来四五至为平脉，且节律均匀，没有歇止。如一息五至以上为数脉；一息不足四至为迟脉；出现歇止者，有促、结、代等脉的不同；脉律快慢不匀者，为三五不调。

脉形

脉形指脉搏跳动的宽度形态。每次诊脉均应诊察脉搏的大小、软硬等形状。脉形主要与脉管的充盈度、脉搏搏动的幅度及紧张度等因素有关。

如脉道宽大者为大脉；脉道狭小者为细脉；脉管较充盈，搏动幅度较大者为洪脉；脉管充盈度较小，搏动幅度较小者为细脉；脉管弹性差、欠柔和者为弦脉；脉体柔软无力者为濡脉、缓脉等。

脉势

脉势指脉搏的强弱、流畅程度等趋势。脉势包含多种因素，如脉动的轴向和径向力度，由心脏和阻力影响所产生的流利度，由血管弹性和张力影响而产生的紧张度等。每次诊脉均应诊察脉势的强弱及流畅程度。正常脉象，应指和缓，力度适中。脉搏应指有力为实脉；应指无力为虚脉；脉来流利圆滑者为滑脉；脉来艰涩不畅者为涩脉。

正常脉象

正常脉象也称为平脉、常脉，是指正常人在生理条件下出现的脉象，既具有基本的特点，又有一定的变化规律和范围，而不是指固定不变的某种脉象。正常脉象反映机体脏腑功能协调、气血充盈、气机健旺、阴阳平衡、精神安和的生理状态，是健康的象征。

一、正常脉象的特点

正常脉搏的形象特征是：寸关尺三部皆有脉，不浮不沉，不快不慢，一息四五至，相当于 72~80 次／分（成年人），不大不小，从容和缓，节律一致，尺部沉取有一定的力量，并随生理活动、气候、季节和环境等不同而有相应变化。古人将正常脉象的特点概括称为"有胃""有神""有根"。

1 有胃

"有胃"，即脉有"胃气"。脉之胃气，主要反映脾胃运化功能的盛衰、营养状况的优劣和能量的储备状况。脉象中的"胃气"，在切脉时可以感知，《灵枢·终始》认为是"谷气来也徐而和"，就是说有胃气的脉应是不疾不徐、从容和缓的。《素问·玉机真脏论》说："脉弱以滑，是有胃气。"戴启宗在《脉诀刊误》中称："凡脉不大不细，不长不短，不浮不沉，不滑不涩，应手中和，意思欣欣，难以名状者，为胃气。"陈士铎在《脉诀阐微》中指出:"无论寸关尺,下指之时觉有平和之象,即是有胃气。"

现在一般认为,脉有胃气的表现是指下具有从容、徐和、软滑的感觉。平人脉象不浮不沉、不疾不徐、从容和缓、节律一致,是为有胃气。即使是病脉,不论浮沉迟数,但有徐和之象,便是有胃气。

胃为"水谷之海",是人体气血生化之源。各脏腑、组织、经络的功能活动,有赖于胃气的充养。脉之胃气亦依赖水谷之气的充养,在一定程度亦决定于胃气的有无。人以胃气为本,脉亦以胃气为本,有胃气则生,少胃气则病,无胃气则死。因此,诊察脉象胃气的盛衰有无,对于推断疾病的预后具有重要的意义。

2 有神

"有神",即脉有"神气"。诊脉神之有无,可判断脏腑功能和精气之盛衰,并与胃气的盛衰有关。

金元四大家之一李杲认为"脉中有力,即为有神"。周学霆认为"缓即为有神"。陈士铎在《脉诀阐微》中说:"无论浮沉、迟数、滑涩、大小之各脉,按指之下若有条理,先后秩然不乱者,此有神之至也。若按指而充然有力者,有神之次也。其余按指而微微鼓动者,亦谓有神。"综合各家之说,脉之有神是指脉律整齐、柔和有力。即使微弱之脉,但不至于散乱而完全无力者为有神;弦实之脉,仍带柔和之象,节律整齐者为有神。反之,脉来散乱,时大时小,时急时徐,时断时续,或弦实过硬,或微弱欲无,都是无神的脉象。

脉贵有神与脉有胃气的表现基本一致，都是具有和缓有力之象，故周学海说："脉以胃气为有神。"这是由于神以精气为物质基础，而精气产生于水谷之气，有胃即有神。神是机体生命活动的体现，可表现在各个方面，脉之神气亦是其中一方面。脉象有神，常人见之，精气充盛；有病之人见之，虽病而精气未竭。因此，观察脉神推测病情，须与全身情况结合，病人形神充沛，虽见脉神不振，但尚有挽回之望；若形神已失，虽脉无凶象，亦不能掉以轻心。

③ 有根

"有根"，即脉有"根基"。脉之有根无根主要说明肾气的盛衰。肾藏精，乃先天之本，元气之根，人身十二经脉全赖肾间动气之生发。

有根脉主要表现为尺脉有力、沉取不绝两个方面。因为尺脉候肾，沉取候肾，尺脉沉取应指有力，就是有根的脉象。若在病中，证虽危重，但尺脉沉取尚可摸得，则为肾气未绝，犹如树木之有根，枝叶虽枯，根本不坏，尚有生机。正如王叔和所说："寸口虽无，尺犹不绝，如此之流，何忧殒灭。"相反，若尺脉沉取不应，则说明肾气已败，病情危笃。

总之，脉贵有胃、有神、有根，是从不同侧面强调正常脉象的必备条件。三者相互补充而不能截然分开。不论是何种脉象，只要节律整齐，有力中不失柔和，和缓中不失有力，尺部沉取应指有力，就是有胃、有神、有根的表现，说明脾胃、心、肾等脏腑功能不衰，气血精神未绝，虽病而病尚轻浅，正气未伤，生机仍在，预后良好。

二、脉象的生理变异

脉象受年龄、性别、形体、生活起居、职业和精神情志等因素的影响，且随着机体为适应内外环境的变化而进行自身调节，可以出现各种生理性变异。当然，这些脉象的变异，往往是暂时的，或者是可逆的，只要有胃、有神、有根，仍属平脉范围，临床应与病脉相鉴别。

青年人　老年人

性别：

一般而言，女性的脉势较男性的脉势弱，且至数稍快，脉形较细小

年龄：

3岁以内的小儿，一息七八至为平脉；5～6岁的小儿，一息六至为平脉；青年人的脉象较大且有力；老年人的脉象多弦

体质：

身躯高大的人，脉的显现部位较长；矮小的人，脉的显现部位较短。瘦人脉多浮；胖人脉多沉；运动员脉多缓而有力

个体因素

脉位变异：

脉不见于寸口，而从尺部斜向背，称为斜飞脉；脉现于寸口的背侧，称为反关脉；还有出现于腕侧其他位置的，这些都是生理特异的脉位，不属病脉

劳逸：

剧烈运动后，脉多洪数急疾；入睡后，脉多迟缓

饮食：

酒后、饭后脉稍数而有力；饥饿时脉多缓弱乏力

季节：

春令塞气未尽除，故脉位较浅；夏天阳气旺盛，故脉来形体较大；秋天气机开始收敛，故脉稍浮；冬日阳气内潜，故脉来势沉而搏指

外部因素

情志：

恐惧、兴奋、忧虑、紧张等情绪变化，常导致脉象变异

昼夜：

昼日脉象偏浮而有力，夜间脉象偏沉而细缓

地理环境：

长期生活在地势低下，气候偏温，空气湿润的地区，脉多细软偏数；长期生活在地势高峻，空气干燥，气候偏寒的地区，脉象多沉实

常见脉象

一、浮脉

浮脉，顾名思义就是脉搏浮在表面，用手轻触就能清晰地感觉到脉搏的存在，就好像已经到了皮肉之间一样。略微用力时，有一种按到漂浮在水中的小木棍一样的感觉，按之下沉，力度减轻又漂浮起来了。如果用力按，会发现脉搏的跳动又弱了一些。

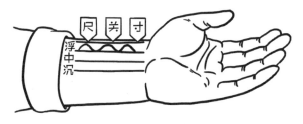

〔提示〕 瘦人本身脉浮，胖人本身脉沉，所以诊浮脉要根据胖瘦因人制宜。

〔主病〕 表证由于外感病邪停留于表时，卫气抗邪，脉气鼓动于外，故脉位浅显。浮而有力为表实；浮而无力为表虚。内伤久病因阴血衰少，阳气不足，虚阳外浮，脉浮大无力多为危重证候。

〔对应的健康问题〕

若左手寸脉浮紧，多提示心火上炎，或因着急上火，或因夏季天气炎热，或因在高温环境中工作导致心阳上升，心火上炎，伤及神志，通常伴有烦躁失眠等症状。

若右手寸脉浮紧，多提示伤风感冒，风寒伤肺，通常伴有因肺气受刺激而出现的咳嗽、气喘等症状。

若左手关脉浮弦，多提示肝气郁结，大多数情况是因为遇到不顺心的事情又发泄不出来所致。

若右手关脉浮，多提示胃气胀，通常伴有因饮食不当、情志不舒、脾胃虚弱等原因造成的嗳气、痞满等症状。

若左右手尺脉浮，提示有肾气不足的可能。

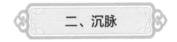

二、沉脉

沉脉，就是脉搏沉在下面的意思。在诊脉时，用举法轻取完全感觉不到，适中的力度也只是模模糊糊只有重按才能清晰地感觉到。

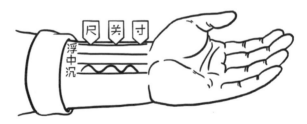

◇**提示** 沉脉并不意味着一定是病脉，如果一个人寸关尺皆沉，但没有明显的其他症状，那也属于健康脉。

◇**主病** 非健康的沉脉多与身体内部疾病即"里证"相关。如果脉沉而有力，多为里实证，是邪实内郁，正气尚盛，邪气相争于里，可见于气滞、血瘀、食积、痰饮等病证。如果脉沉而无力，多为里虚，病人本身气血不足，或阳虚气乏，无力升举鼓动，故脉沉而无力，可见于各脏腑的虚证。

◇**对应的健康问题**

若右手寸脉沉，多提示体内可能有痰瘀，通常有胸闷，咳之不出，稍微一动就会喘息不止等症状。

若左手寸脉弦沉，可能是饮停胸胁，就是有水喝下去感觉停滞胸口部位咽不下去一样，可能伴有胸痛等症状，多是因为阳虚无力推动水液运行导致。

若左手关脉沉，可能是肝气郁结不得舒，不通则痛，会感觉到两胁窜痛，严重者会导致腹部胀痛。

若右手关脉沉，可能是脾虚泄泻不化，饮食失调、过度劳累、熬夜、久病等都可能导致脾虚，脾主运化水谷精微，水谷精微得不到运化就只能排泄出体外，也就是泄泻不化。

三、迟脉

迟脉，顾名思义就是脉搏跳动缓慢，一息不足四至，即每分钟脉搏低于 60 次。

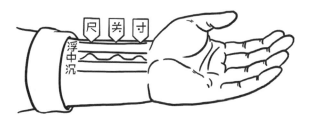

一些特殊职业的人（如运动员，尤其是游泳运动员），心肺功能强大，脉搏跳动缓慢，这样的人虽见迟脉，但也是健康的。

病理性迟脉大多与寒证相关，中医认为寒主凝滞，而脉搏的快慢依赖于阳气的推动，身体一旦被寒邪入侵，气血运行必然受阻，在脉象上就会表现为迟脉。如果是实寒，则脉搏迟而有力；如果是虚寒，则脉搏迟而无力。

◎对应的健康问题

若右手寸脉迟，多提示寒邪客肺，阳气不得宣泄，阴寒内盛，导致寒伤肺气而出现咳嗽、咳痰、痰色清白等症状。

若左手寸脉迟而无力，多提示心气虚寒，寒凝心脉，常见心悸气短、睡眠质量差、多梦话、易醒等症状。

若右手关部脉迟、沉，多提示阴寒凝滞胃腑，常见胃脘疼痛，用手按或热敷后疼痛减轻，伴口中发淡、喜欢喝热水等症状。

若尺部脉迟而无力，多提示肾阳亏损，常见腰酸背痛、双腿沉重、性功能减退等症，多因长期生活在寒冷环境中，缺乏运动或压力过大所致，老年人自然衰老也是原因之一。

四、数脉

数脉，是指脉搏跳动比较迅速。判断是否为数脉也相对简单，只要数清楚脉搏跳动的次数就行了，每分钟跳动90~130次，都属于数脉。

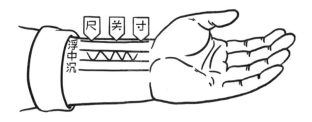

◎提示 数脉和迟脉是相对的两种脉象，数脉脉速较快，迟脉脉速较慢；数脉多主热证，迟脉多主寒证。

◎主病 数脉，大多与热证相关，有力为实热，无力为虚热。外感热证初起，脏腑热盛，热邪鼓动，血行加速，脉快有力为实热。阴虚火旺，津血不足，虚热内生，脉快而无力为虚热，脉象多为细数相兼脉。

◎对应的健康问题

若左手寸脉数而无力，多提示心虚热。

若左手寸脉数而有力，多提示外感风热或湿热。

若左手关脉数，多提示肝热郁积，常见易发怒，口里发酸、发苦，眼睛容易红肿，睡眠较差，多梦，入眠后容易发热等症状。

若右手关脉数，多提示胃内有热。常见胃口较好，但吃完没多久就容易饿，体重正常或偏瘦，经常口渴，嘴唇发干，喜饮冷水，小便发黄，排尿时会感觉尿液发热等症状。

若左右手迟脉数而无力，多提示肾虚热。常见腰膝酸痛、腰背强急，小便发黄、发热，面色发黑，牙垢增多等症状。

五、疾脉

疾脉，是指脉搏跳动快到极致的情况。一般来说，一息七八至，即每分钟脉搏跳动130~140次。

疾脉是一种比较少见的脉象，多是急性热病比较严重，危及生命时才会出现，但孕妇临产、常人剧烈运动之后，以及3岁以下小儿脉搏有时也会达到疾脉的程度，这种情况不作病脉论。

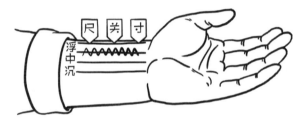

六、缓脉

缓脉，是指一息四至，来去弛缓松懈。中医认为，若脉来均匀和缓，为平脉，是正常人的脉象。

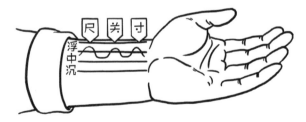

⊙**主病** 病理性缓脉大多与肠胃病有关，多见于脾胃虚弱或湿证。

⊙**对应的健康问题**

若右手关脉缓而细，多提示脾胃虚弱、脾湿。常见食欲减退、大便不成形、吃油腻食物后容易腹泻、气短懒言等症状。

七、虚脉

虚脉的脉象特点是脉搏搏动力量软弱，寸、关、尺三部，浮、中、沉三候均无力，是脉管的紧张度减弱、脉管内充盈度不足的状态。

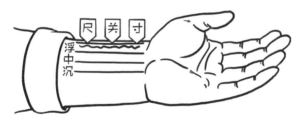

⊙**提示** 诊断虚脉时可抓住3个特点，即大、空、软。所谓大，就是脉体比常脉要大一点；空就是感觉脉管里没有满；软就是搏动无力，就好像按到了葱管上一样。

⊙**主病** 虚脉主一切虚证，且多数情况下，会出现寸、关、尺皆虚的情况。虚证又分气虚、血虚、阴虚、阳虚。若脉来无力，多提示气虚；若脉细无力，多提示血虚；若脉迟而无力，多提示阳虚；若脉数而无力，多提示阴虚。

若左手寸脉虚而细，多提示心气血两虚。常见面色苍白、唇色淡、睡眠浅、易受惊、健忘等症状。

若右手寸脉虚，多提示肺气虚。常见咳嗽乏力、畏风自汗、天气冷热变化时易感冒等症状。

若左手关脉虚，多提示肝血虚。常见面色苍白，指甲、头发无光泽，肢体关节麻木，肌肉松弛无力，女性月经量少等症状。

若右手关脉虚，多提示脾胃气虚。常见进食后食物不消化、腹胀、大便中明显带有未消化的食物等症状。

若左右手尺脉虚，多提示肾阴虚。常见腰膝酸软，腿脚无力，耳鸣耳聋、失眠多梦、少白头、男子阳痿遗精、女子经少或经闭、手足心容易出汗等症状。

八、实脉

实脉的脉象特点是脉搏搏动力量强，寸、关、尺三部，浮、中、沉三候均有力量，脉管宽大。

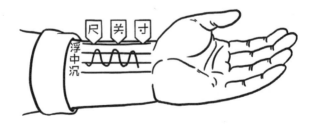

◦**提示** 实脉可见于正常人，必兼和缓之象，且无病证表现，是气血旺盛之兆。若是久病体虚的人突然出现实脉，很可能是孤阳外脱的先兆，是一种非常危险的信号，要多加注意。

◦**主病** 实脉多主各种实证，邪气亢盛而正气充足，正邪相搏，气血充盈脉道，搏动有力。

◦**对应的健康问题**

若左手寸脉实，多提示心有实火。常见舌头运转不灵、说话时喉咙里有气不断涌出等症状。心有实火最厉害时会导致中风，需要紧急专业救治。

若右手寸脉实，多提示肺有实热。常见咽喉肿痛、胸胀闷痛、咳嗽响亮、咳时胸痛加剧等症状。

若左手关脉实，多提示肝火胁痛。常见容易发怒，发怒后眼睛发红，头痛，两胁刺痛，口干、口苦，大便干燥，小便发黄等症状。

若右手关脉实，多提示中满气痛，中满是指胸口以下、胃以上部分发胀，按压时觉得十分坚硬，一般与积食有关。

若双手尺脉实，多提示下焦实证，常见大便干硬，大便时有灼热感，有时会带血，兼见腹痛、喜饮冷水等症状。

九、滑脉

滑脉的脉象特点是脉搏形态应指圆滑，如圆珠流畅地由尺部向寸部滚动，浮、中、沉取皆可感觉到。

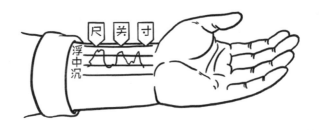

提示 若脉搏滑而平缓，也是健康的脉象，多见于气血旺盛的青壮年。若女性停经2~3个月出现滑脉，则是妊娠脉。

主病 病理性滑脉多与痰湿、实热有关，兼脉多见浮滑脉、弦滑脉、滑数脉等。

对应的健康问题

若左手寸脉滑而有力，多提示心火过旺。常见心热、心情烦躁、掌心发热、额头发热、舌尖发红、口臭等症状。

若右手寸脉滑，多提示痰饮郁肺。常见胸胁胀满、疼痛，咳嗽，气喘，痰多等症状。

若左手关脉滑，多提示肝热。常见头晕，头胀，头痛，口中发干、发苦等症状。

若右手关脉滑，多提示肠胃功能失调。常见暴饮暴食后腹胀、腹痛等症状，常发病急、病程短。

若两手尺脉滑，多提示下焦火旺。常见小便发黄、发热，排尿时有灼热感，手足心发热、出汗，头晕耳鸣，腰膝酸软，盗汗等症状。

十、涩脉

涩脉的脉象特点是脉形较细，脉势滞涩不畅，如"轻刀刮竹"；至数较缓而不匀，脉力大小亦不均匀，呈三五不调之状。

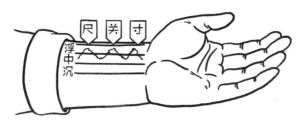

提示 涩脉与滑脉是对应的两个脉象，一个是艰涩，一个是流利，但涩脉除了有"涩"的特点外，还具备脉形细、脉数缓而不匀、脉力不匀等多种特点。

主病 涩脉，多主气滞、血瘀、痰浊、饮食过度等实证，这些情况下脉象大多涩而有力。此外，虚证导致的气血运行不畅也可见涩脉，这时的脉象大多涩而无力。

对应的健康问题

若左手寸脉涩，多提示心血瘀阻。常见胸闷，心悸，胸痛，嘴唇、指甲发青、发紫，甚至出现斑点，舌色暗淡等症状。

若右手寸脉涩，多提示寒痰阻肺。常见咽喉发痒，咳嗽声重，痰少、色白，喜热畏寒等症状。

若左手关脉涩，多提示肝血瘀积或不足。常见精神状态较差、浑身乏力、肌肉和关节经常感到酸痛、食欲下降等症状。

若右手关脉涩，多提示脾虚。常见食欲减退、体弱乏力、大便不成形、偶尔腹泻等症状。

若双手尺脉涩，多提示肾阴阳两虚。常见两腿酸软无力、男子阳痿早泄、女子经量减少等症状。

十一、长脉

正常的脉位仅限于寸、关、尺的范围内，如果脉搏的长度超过了这个范围，比如寸脉向手掌蔓延、尺脉向小臂蔓延，就是长脉。

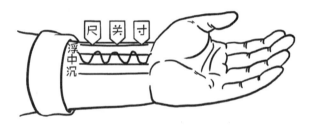

提示 若脉长而柔和，是健康的象征，多见于年纪较大的老年人，如果老年人脉长而滑实，说明气血充盈、旺盛，是长寿的象征。

对应的健康问题

若脉长而洪数，多提示阳毒内蕴。所谓阳毒，就是指体内实火旺盛。

若脉长而洪大，多提示热深、癫狂。

若脉长而弦，多提示肝气上逆。

若脉长而细，多提示虚寒证。

十二、短脉

短脉是指脉体没有达到寸、关、尺"一寸九分"的长度。

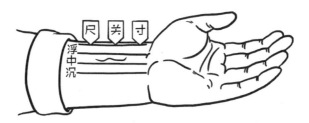

提示 长脉和短脉是相对的两个脉象。采用"持脉轻重法"诊寸、尺部位外缘，如果超过了寸、尺的外缘就是长脉，如果没有达到寸、尺的外缘则为短脉。

主病 一般认为，短脉多主气虚，但气郁、气滞、气逆等其他与气相关的健康问题也可能表现为短脉。

十三、洪脉

洪脉，也称大脉，主要表现在脉搏显现的部位、形态和气势三个方面：脉体宽大，搏动部位浅表，指下有力。由于脉管内的血流量增加，且充实有力，来时具有浮、大、强的特点。脉来如波峰高大陡峭的波涛，汹涌盛满，充实有力，即所谓"来盛"；脉去如落下之波涛，较来时势缓力若，其力渐衰，即所谓"去衰"。

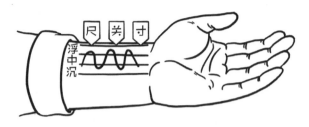

○提示 在炎热的夏季或在高温环境下工作的人也容易出现洪脉，若无其他不适，就没有健康问题。此外，女性月经前1~2天可能会出现短暂的尺脉洪。

在寸、关、尺部位限定的情况下，在寸、关、尺范围内，脉体宽的为洪脉，脉体窄的为细脉，脉体超过寸、尺边缘的为长脉，脉体没达到寸、尺边缘的为短脉。

○主病 洪脉多见于外感热病的中期，此时邪热亢盛，充斥内外，且正气不衰而奋起抗邪，邪正剧烈交争，气盛血涌，脉管扩大，故脉大而充实有力。

○对应的健康问题

若左手寸脉洪，多提示心火极旺。

若右手寸脉洪，多提示肺热过盛，肺失清肃。可见胸部胀满，呼吸困难，口干舌燥，喜饮冷水，大便干燥，甚至便秘等症状。

若左手关脉洪，多提示肝火过旺。可见性情急躁、冲动易怒，口中发苦、干燥，胸闷胀满，点按感觉疼痛，小便短赤，大便干燥等症状。

若右手关脉洪，多提示胃热炽盛。可见嗳气、泛酸、口臭、便秘等各种上火症状。此外，糖尿病病人有时会出现右手关脉洪。

若双手尺脉洪，多提示肾水枯竭，肾火旺盛。常见于久病后身体虚弱之病人，尺脉出现洪脉是一种较危险的信号。

十四、细脉

细脉的脉象特点是脉道狭小，指下寻之往来如线，但按之不绝，应指起落明显。细脉与洪脉正相反，为小于正常脉体。

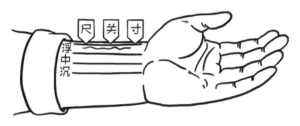

提示 细脉是纲领脉之一，既可单见，也可包含于其他脉象中如濡脉、微脉等。此外，细脉还可与其他脉象构成相兼脉，如细数脉、弦细脉、浮细脉、沉细脉等。

主病 细脉多主气血不足，阴虚、内湿也可见细脉。

对应的健康问题

若左手寸脉细，多提示心血虚。可见唇色暗淡、手足发凉、睡眠质量差、心悸、心烦、失眠、健忘等症状。

若右手寸脉细弱，多提示肺气血两虚。可见平时说话声音不大、稍微运动就气喘不止、易感冒、晚上睡觉容易盗汗等症状。

若左手关脉细，多提示肝血虚、阴虚。可见面色苍白、耳鸣耳聋、五心烦热、潮热盗汗、女性出现月经减少甚至闭经等症状。

若右手关脉细，多提示脾胃气血两虚。可见饭量减少，吃生冷、油腻食物不消化，易出现腹痛，全身乏力，大便不顺畅等症状。

若双手尺脉细，多提示肾气血两虚。可见腰背酸软，热敷或按揉后能缓解，四肢发凉，尤其双腿发酸无力，男性可能会出现遗精、早泄，女性可能会出现月经减少、经期延长等症状。

十五、微脉

微脉是具有复合因素的脉象，包括脉体"极细"和脉体"软"。

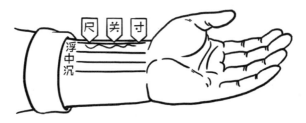

提示 微脉说明病人处于气血阴阳俱虚的状态，阳不足以生气，阴不足以养血，气不足以鼓脉，血不足以充脉。若病人是久病脉微，多属危重证候，难以救治；若病人是新病脉微，如大量失血导致的心肾衰竭，以及其他一些发病凶猛、

周期短的急症，这种情况只要抢救及时，还是可以挽救病人生命的。

十六、弦脉

弦脉，顾名思义就是好像按在弦上一样，轻轻按的时候，有点像琴弦，稍微用力，就像按在紧绷的弓弦上，有时候比较明显的病理性弦脉用力按甚至有按在刀刃上的感觉。所以弦脉的特点就是脉形端直而细长，脉势较强、脉道较硬，诊脉时有挺然指下、直起直落的感觉。

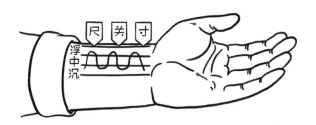

提示 春季很多正常人的脉象都稍微带一点弦，肝气旺的人，脉象也会偏弦，所以平时若弦脉不是很明显，且无其他不适症状，可以认为是常脉。

主病 弦脉多主肝胆病和疼痛。因为肝主筋，脉道的柔软、弦硬与筋之弛缓、强劲之性相同；肝病多郁滞，肝气失于条达则脉多弦。

对应的健康问题

若左手寸脉弦，多提示肝气郁结。可见胸中胀满、面色发黄、眼睛发红等症状。

若右手寸脉弦，多提示肺气郁结。可见头痛、胸胁胀痛、咳唾引痛等症状。

若左手关脉弦，多提示疾病与肝相关。若弦脉兼数脉多为肝火过旺；若弦脉兼滑脉多为中风、肝病；若弦脉兼迟脉多为肝寒；若弦脉兼涩脉可能是肝瘀血；高血压、动脉粥样硬化等病人也可见弦脉。

若右手关脉弦，多提示脾虚伤冷。可见小腹凸出、呕吐、泄泻、全身无力等症状。

若双手尺脉弦，多提示下焦或下肢的疼痛。各种外伤，如腰扭伤、腿脚摔伤、割伤等，各种剧烈腹痛、女性痛经等均可见弦脉。

十七、紧脉

紧脉是与弦脉相似的一种脉象，紧脉的紧张度、力度均比弦脉高，其指感比弦脉更加绷急有力，且有旋转绞动或左右弹指的感觉，但脉体较弦脉柔软。

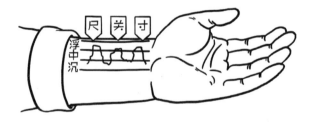

提示 由于紧脉是脉体"紧张"或"拘急"的表现，所以，只要一出现紧脉就是病脉。

主病 紧脉多主寒、主痛。若脉浮而紧，多为外感风寒之表证。若脉沉而紧，多为里寒证。一些剧痛之症，导致脉体紧张或拘急，也可见紧脉。

十八、芤脉

芤脉是具有复合因素的脉象，其脉形比较复杂。它综合了"浮、大、软、中央空、两边实"等多种构成条件，以"中央空、软，两边实"为基本特征，形象来说，应指就像按在葱管上一样。

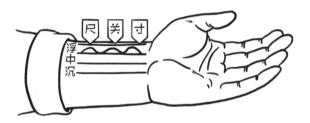

主病 芤脉主要是因大量失血失津后血管不充实造成的，经输血或输液后，芤脉脉象就会消失。女性崩漏失血严重时也可见芤脉。

十九、革脉

革脉也是一种综合类脉象，兼具"沉、伏、实、大、长、弦"的特点。形象地说，就是应指好像按在鼓皮上一样。

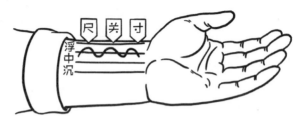

主病 革脉如果偏弦，多与寒证有关；如果偏大，偏向芤脉，多见于虚证。

二十、牢脉

牢脉的脉象特点是脉位沉长，脉势实大而弦。牢脉轻取、中取均不应，沉取始得，但搏动有力，势大形长，为兼"沉、弦、大、实、长"5种脉象的复合脉。

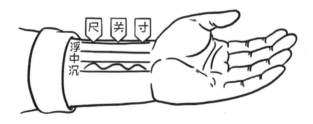

主病 多数情况下，牢脉主实寒证，不会出现严重的健康问题，但如果是如大量失血、久病体虚等虚证病人出现牢脉，则是一种非常危险的信号，应及时抢救。

二十一、濡脉

濡脉也是具有复合因素的脉象，包含脉形细、脉体软、脉位浮3个方面。

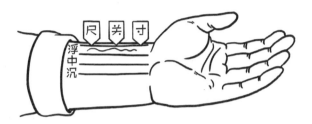

提示　微脉、濡脉、弱脉三种脉象比较相似：微脉脉形细，脉体软；濡脉脉形细，脉体软，脉位浮；弱脉脉形细，脉体软，脉位浮。

对应的健康问题

若左手寸脉濡，多提示心阴虚有热。可见心慌心烦、口干舌燥、睡眠浅、易盗汗等症状。

若右手寸脉濡，多提示肺气虚。可见体温偏高，容易发低热、出虚汗，抵抗力差，易患感冒等症状。

若左手关脉濡，多提示肝血不足，血不荣筋。可见关节拘急，伸展不利，两眼昏花，面色苍白无光泽，指甲发干、发灰等症状。

若右手关脉濡，多提示脾虚湿盛。可见腹胀、全身乏力、男性容易有"啤酒肚"等症状。

若双手尺脉濡，多提示精血不足，命门火衰。可见精神委顿、腰背发酸、四肢发冷、小便清长等症状。

二十二、弱脉

弱脉包括 3 个方面的条件：一是脉形细、二是脉体软、三是脉位沉。

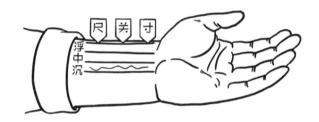

○对应的健康问题

若左手寸脉弱，多提示心阳不足或心气不足。可见心慌、气短、乏力，运动后加剧，四肢发冷、畏寒等症状。

若右手寸脉弱，多提示肺气血不足。可见平时感觉疲乏、稍微运动就感觉气短，抵抗力下降，易感冒，秋冬季节皮肤容易干燥等症状。

若左手关脉弱，多提示肝气血两虚。可见指甲发干、颜色晦暗，头发干枯无泽，眼睛发干，面色无华等症状。

若右手关脉弱，多提示脾胃气虚或虚寒。可见消化功能较差，稍微多吃点或吃油腻、生冷食物后就会积食或腹泻等症状。

若双手尺脉弱，多提示肾阳虚火或肾阴阳两虚。可见小腹、四肢发冷，手足无力，面色苍白或发黑，精神委顿，男性阳痿早泄，女性宫寒不孕等症状。

二十三、散脉

　　散脉最主要的表现是浮散无根，所谓浮散，是指诊脉时轻取感觉分散凌乱；所谓无根，是指逐渐加大力度时，脉搏会越来越弱，重取则完全感觉不到了。

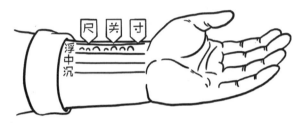

主病 散脉是比较危险的一种脉象，主元气离散。元气是人生命运行的根本，所以当脏腑脉证出现散脉时，预示病情危急。多见于经年久病、受惊吓和某些心脏病病人。

二十四、伏脉

　　如果在诊脉时按至骨仍然诊不到脉，或诊到的脉非常模糊，只有用更大的力才能感觉到，那么这种脉象就是伏脉。

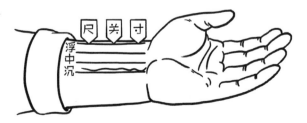

主病 伏脉常见于两种情况，一种是邪气内伏，导致脉气不能宣通，所以深伏在筋脉以下，容易产生各种痹证，如风湿性关节炎、风湿骨痛、痛风等；另一种是阳气极衰，不足以驱动气血运行，导致脉搏弱至深处。

二十五、动脉

动脉是脉诊中一种非常特殊的脉形。首先，动脉的脉速比较快，与数脉差不多，其次在关上部位（关部靠近手背凸起大骨头的部位）感觉到黄豆大小的一个区域，诊脉时有动摇的感觉。

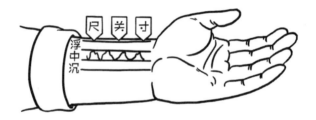

主病 古时认为出现动脉的病人，一般只剩下半年左右的寿命。现代科学研究认为，动脉主要见于窦性心律异常，如心肌炎、各类心脏病等病人。

二十六、促脉

促脉的脉象特点是脉来急促，节律不齐，有不规则的歇止，歇止时间很短。

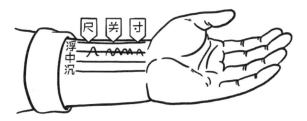

主病 促脉多主阳盛实热伤阴、气血痰食停滞等证，西医学认为心律失常病人常见促脉。

提示 正常人因情绪激动、过劳、酗酒、饮用浓茶等可偶见促脉。

二十七、结脉

结脉的脉象特点是脉来迟缓，脉律不齐，有不规则的歇止。

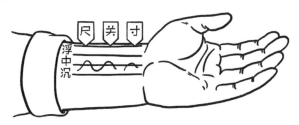

⊙**提示** 正常人在情绪过于激动、过劳、酗酒、熬夜时饮用大量浓茶或咖啡后也容易产生结脉，经过休息脉象就会恢复正常。

⊙**主病** 结脉多主阴盛气结、寒痰血瘀等证，亦可见于气血虚衰等证。西医学认为，冠心病、风湿性心脏病、甲亢性心脏病等在脉象上都可能表现为结脉。

二十八、代脉

代脉的脉象特点是脉律不齐，表现为有规则的歇止，歇止的时间较长，脉势软较弱，是一种非常危险的脉象，所以《脉经》中有"脉结者生，代者死"的说法。

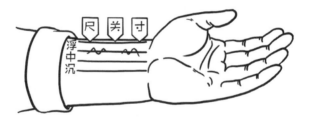

⊙**主病** 代脉多见于脏气衰微、剧烈疼痛、惊恐、跌仆损伤等证。

妇人脉与小儿脉

一、诊妇人脉

妇人有经、孕、产育等特殊的生理活动及其病变，因而其脉诊亦有一定的特殊性。

1 诊月经脉

妇人左关、尺脉忽洪大于右手，口不苦，身不热，腹不胀，是月经将至。寸、关脉调和而尺脉弱或细涩者，月经多不利。

妇人闭经，尺脉虚细而涩者，多为精血亏少的虚闭；尺脉弦或涩者，多为气滞血瘀的实闭；脉象弦滑者，多为痰湿阻于胞宫。

2 诊妊娠脉

已婚妇女，平时月经正常，突然停经，脉来滑数冲和，兼饮食偏嗜者，多为妊娠之征。《素问·阴阳别论》云："阴搏阳别，谓之有子。"《素问·平人气象论》又云："妇人手少阴脉动甚者，妊子也。"指出妇人两尺脉搏动强于寸脉或左寸脉滑数动甚者，均为妊娠之征。尺脉候肾，胞宫系于肾，妊娠后胎气鼓动，故两尺脉滑数搏指，异于寸部脉者为有孕之征。此两说可供临床参考。

3 诊临产脉

妇人临产时，脉象会异于平常。《诸病源候论·妇人难产病诸候》中云："诊其尺脉，转急如切绳转珠者，即产也。"《脉经》卷九中谓：
"妇人怀娠离经，其脉
浮，设腹痛引腰脊，为
今欲生也。"

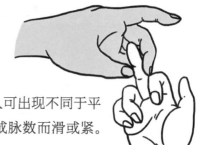

由此可知，临产妇人可出现不同于平
常的脉象，其脉多浮，或脉数而滑或紧。
清代王燕昌在《王氏医存》中云："妇人两
中指顶节之两旁，非正产时则无脉，……
若此处脉跳，腹连腰痛，一阵紧一阵，二目乱出金花，乃正
产时也。"薛己在《女科撮要》中亦指出："欲产之时，觉腹
内转动……试捏产母中指中节或本节跳动，方临盆，即产
矣。"这说明孕妇在平时无脉的中指中节或本节的两旁出现
脉搏跳动，即是临产之兆。

二、诊小儿脉

对于3岁以内的婴幼儿，往往以望指纹代脉诊，对3岁
以上者才采用脉诊。

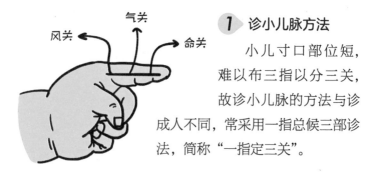

1 诊小儿脉方法

小儿寸口部位短，
难以布三指以分三关，
故诊小儿脉的方法与诊
成人不同，常采用一指总候三部诊
法，简称"一指定三关"。

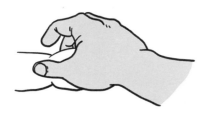

操作方法是用左手握小儿手，对3岁以内婴幼儿，医生可用右手拇指或食指按于掌后高骨处诊得脉动，不分三部，以定至数为主。

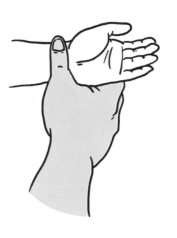

对3~5岁病儿，以高骨中线为关，向高骨的前后两侧（掌端和肘端）滚转寻三部。

对6~8岁病儿，可以向高骨的前后两侧（掌端和肘端）挪动拇指，分别诊寸、关、尺三部；对9~10岁病儿，可以次第下指，依寸、关、尺三部诊脉。对10岁以上的病儿，则可按诊成人脉的方法取脉。

② 小儿正常脉象的特点

由于小儿脏腑娇嫩、形气未充，且又生机旺盛、发育迅速，故正常小儿的平和脉象较成人脉软而速，年龄越小，脉搏越快。若按成人正常呼吸定息，2~3岁的小儿，脉动6~7次为常脉，每分钟100~120次；5~10岁的小儿，脉动6次为常脉，每分钟100次左右，4~5至为迟脉。

3 小儿病脉

　　由于小儿疾病一般都比较单纯，故其病脉也不似成人那么复杂。主要以脉的浮、沉、迟、数辨病证的表、里、寒、热；以脉的有力、无力定病证的虚、实。浮脉多见于表证，浮而有力为表实，浮而无力为表虚；沉脉多见于里证，沉而有力为里实，沉而无力为里虚；迟脉多见于寒证，迟而有力为实寒，迟而无力为虚寒；数脉多见于热证，浮数为表热，沉数为里热，数而有力为实热，数而无力为虚热。此外，痰热壅盛或食积内停可见滑脉；湿邪为病可见濡脉；心气、心阳不足可见歇止脉。

抱抱～

内 容 提 要

　　中医诊断是中医理论的基础，因此学习中医诊断是中医入门的关键。本书采用幽默生动、趣味十足的漫画图解方式，深入浅出地阐述了中医诊断疾病的基本原理、基本原则，以及望、闻、问、切四种诊断方法，旨在帮助喜爱中医、想探究中医的人们轻松学中医。全书内容严谨科学，表达通俗流畅，形式活泼新颖，化繁为简，特别适合初学中医者及广大中医爱好者阅读参考。

图书在版编目（CIP）数据

　　趣味中医诊法 / 白极，郭新宇，张文征编著 . — 北京：中国医药科技出版社，2022.2
　　（漫画中医系列）
　　ISBN 978-7-5214-2749-3

　　Ⅰ . ①趣…　Ⅱ . ①白…②郭…③张…　Ⅲ . ①中医诊断学—普及读物　Ⅳ . ① R241-49

　　中国版本图书馆 CIP 数据核字（2021）第 217739 号

美术编辑　陈君杞
版式设计　也　在

出版　**中国健康传媒集团** | 中国医药科技出版社
地址　北京市海淀区文慧园北路甲 22 号
邮编　100082
电话　发行：010-62227427　邮购：010-62236938
网址　www.cmstp.com
规格　880×1230 mm $\frac{1}{32}$
印张　7
字数　155 千字
版次　2022 年 2 月第 1 版
印次　2023 年 9 月第 2 次印刷
印刷　三河市万龙印装有限公司
经销　全国各地新华书店
书号　ISBN 978-7-5214-2749-3
定价　**45.00 元**

获取新书信息、投稿、为图书纠错，请扫码联系我们。